赤い罠

ディオバン臨床研究不正事件

桑島　巌
臨床研究適正評価教育機構理事長
東京都健康長寿医療センター顧問

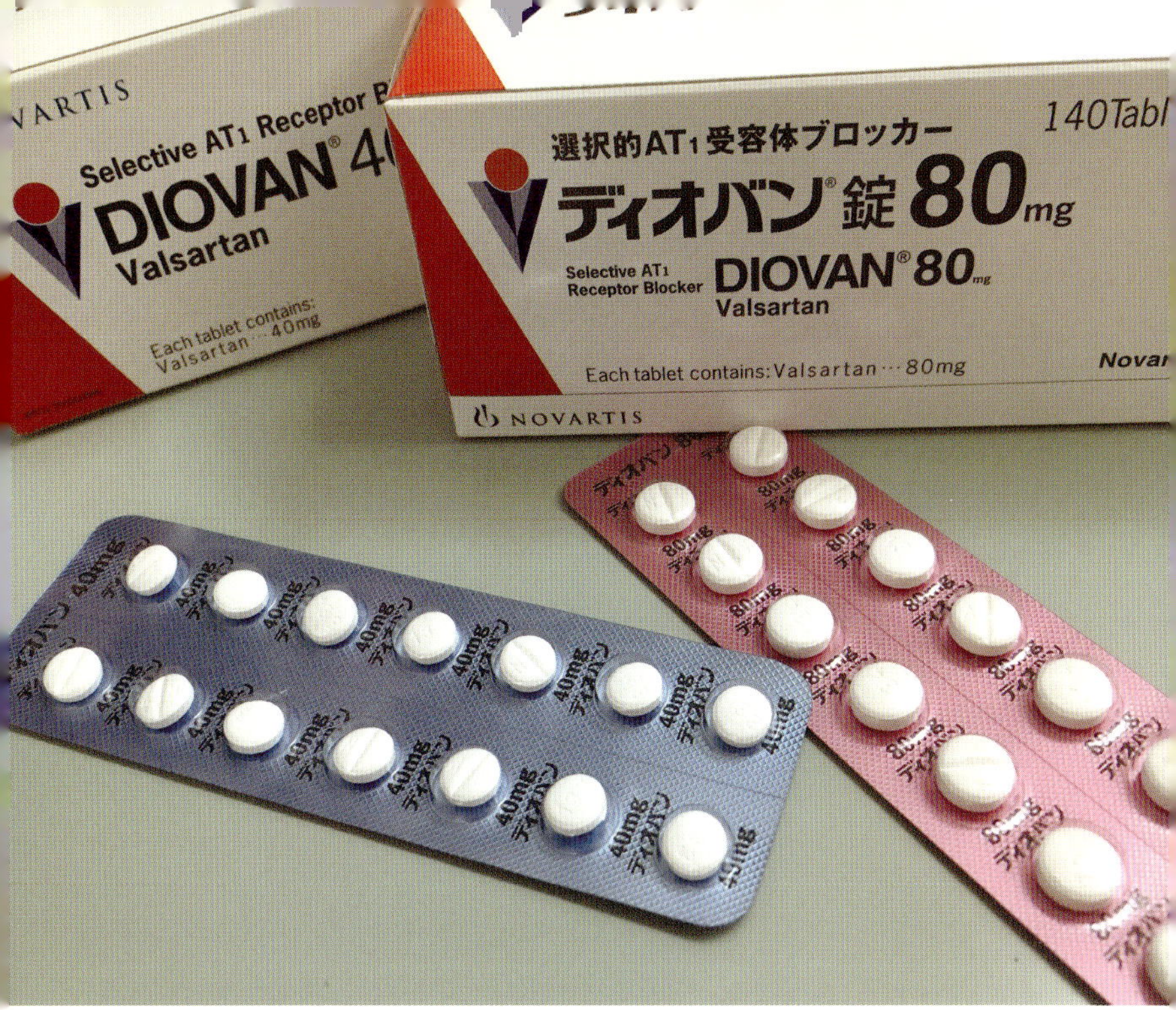

高血圧症治療薬「ディオバン」(一般名：バルサルタン)

ノバルティスファーマが開発したアンジオテンシンⅡ受容体拮抗薬(ARB)。「ディオバン錠」として2000年9月に日本で承認、同年11月に発売された。ARBとしては国内で3番目に発売された医薬品となる。メーカー説明資料では「1日1回投与により、投与2～4週で降圧効果の発現が得られ、24時間安定した血圧コントロールが可能」などとされている。

ディオバン承認後の2002年以降、東京慈恵会医科大学、千葉大学、滋賀医科大学、京都府立医科大学、名古屋大学でディオバンと既存の高血圧症治療薬との間の臨床研究(治療介入を伴う前向き臨床研究)が相次いで行われた。

慈恵ハート研究 —— JIKEI HEART Study ——

1次エンドポイントのカプラン・マイヤー曲線

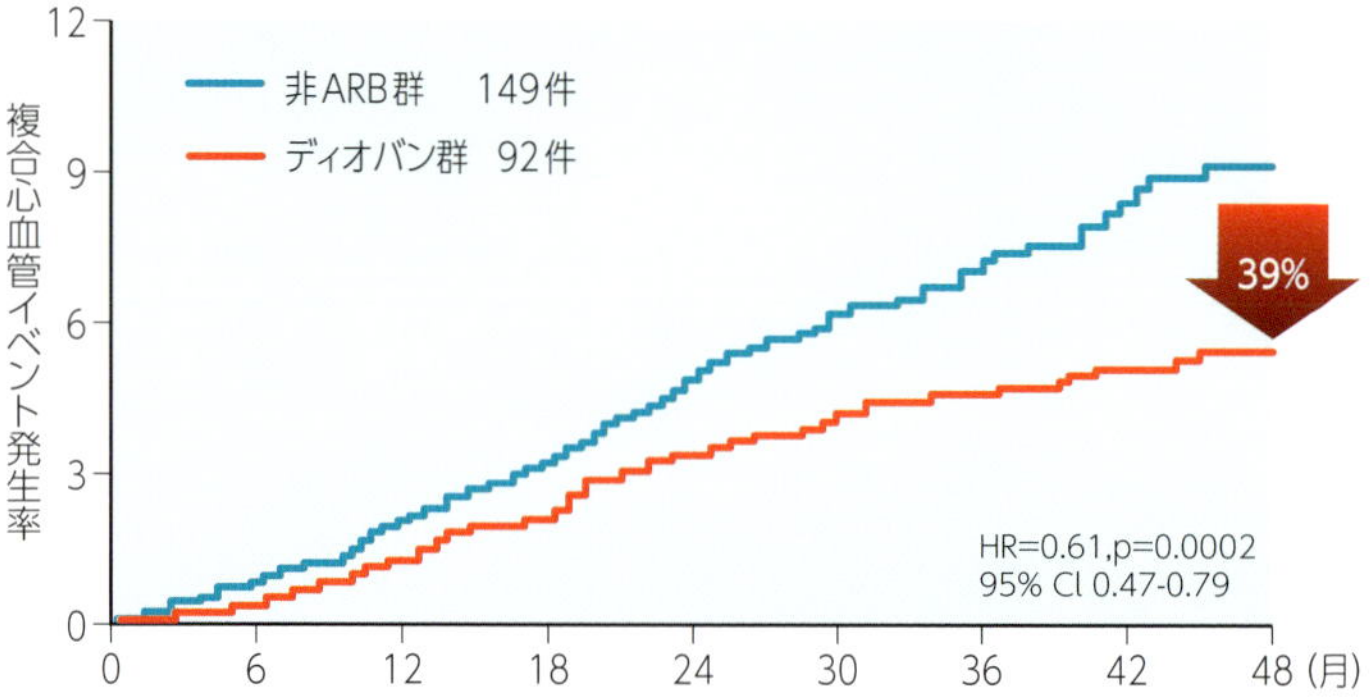

患者数	0	6	12	18	24	30	36	42	48
非ARB群	1,540	1,502	1,447	1,262	1,075	835	657	344	343
ディオバン群	1,541	1,504	1,441	1,257	1,092	855	689	368	368

Mochizuki S, et al:Lancet 2007;369:1431-9.【撤回】より一部改変

京都ハート研究 —— KYOTO HEART Study ——

1次エンドポイントのカプラン・マイヤー曲線

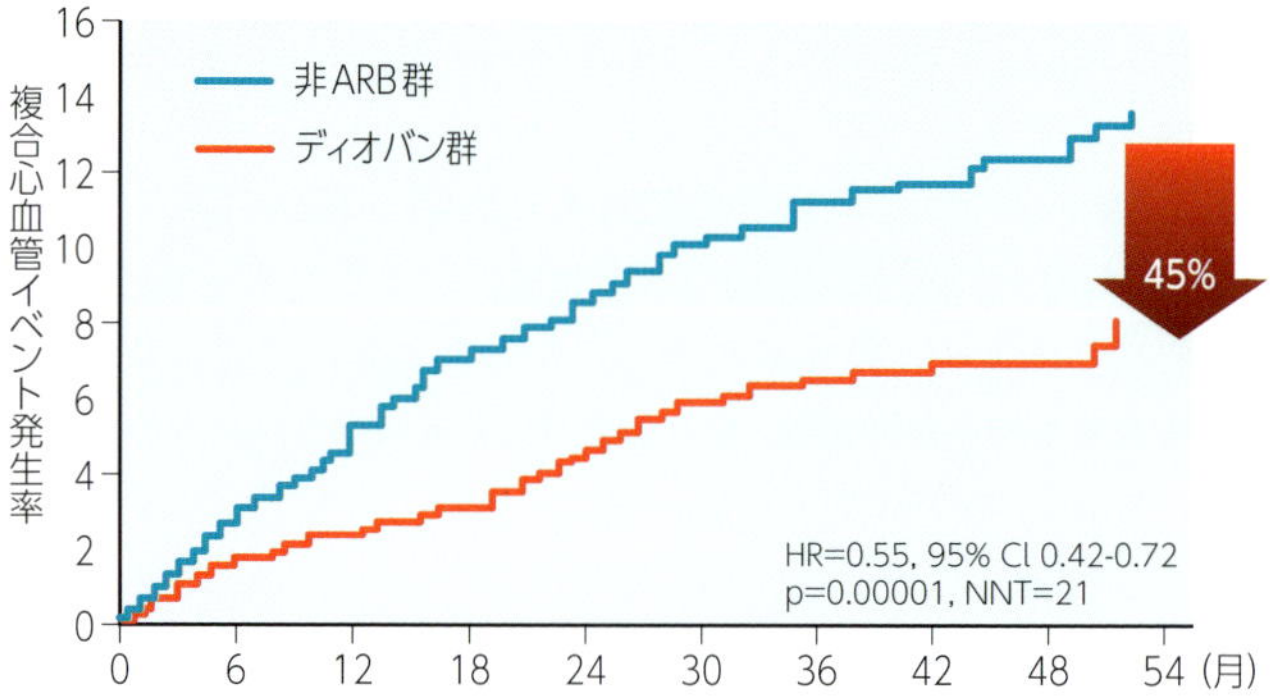

患者数	0	6	12	18	24	30	36	42	48	54
非ARB群	1,514	1,377	1,262	1,167	1,048	868	749	631	351	179
ディオバン群	1,517	1,355	1,289	1,217	1,084	901	768	647	380	220

Sawada T, et al:Eur Heart J 2009;30:2461-9.【撤回】より一部改変

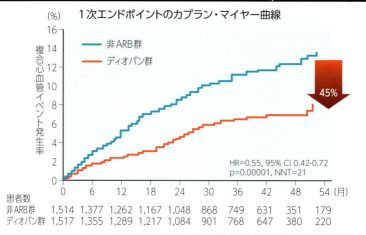

両群の血圧値の完璧な一致 —— KYOTO HEART Study ——

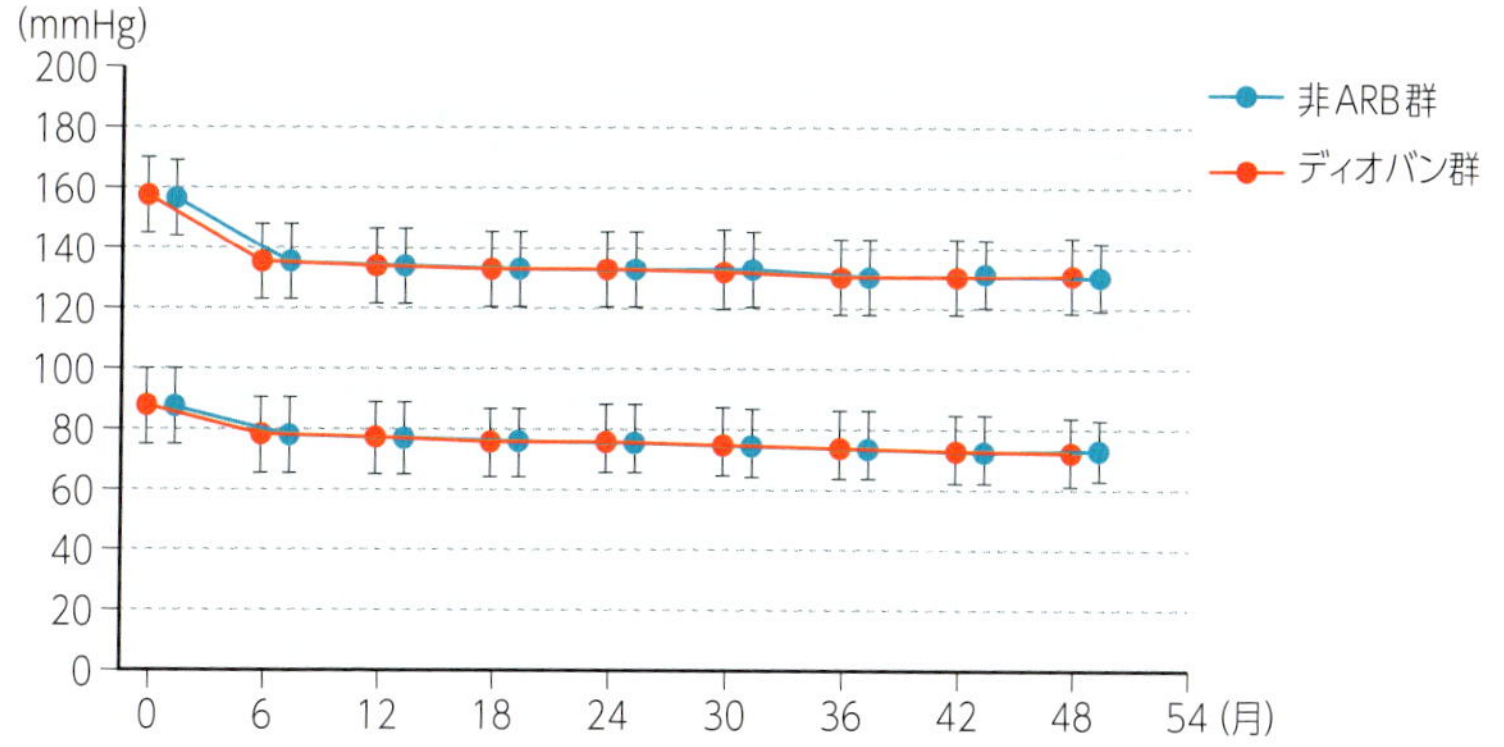

	ベースライン		試験終了時	
	ディオバン群	非ARB群	ディオバン群	非ARB群
収縮期血圧	157±14	157±14	133±14	133±14
拡張期血圧	88±11	88±11	76±11	76±10

Sawada T, et al:Eur Heart J 2009;30:2461-9.【撤回】より一部改変

KHS(京都ハート研究)のプロセス(大学調査委員会作成)

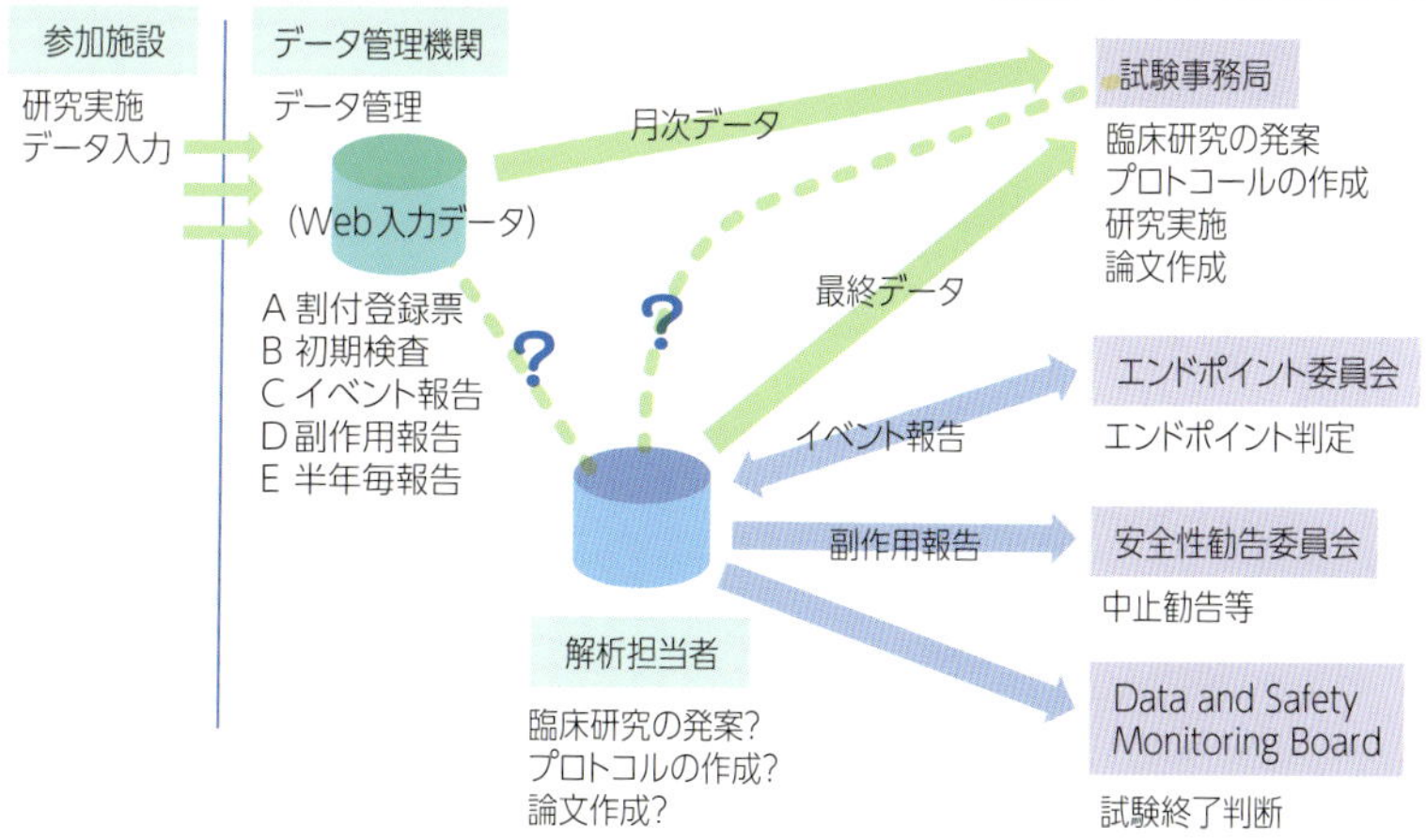

厚生労働省「高血圧症治療薬の臨床研究事案に関する検討委員会」京都府立医科大学提出資料より

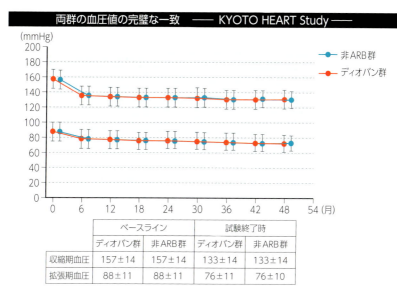

ブロックバスターをめざして

「日経メディカル」が2007年6月に刊行したノバルティスファーマ提供特別広報版「日本人初のARBのエビデンス— JIKEI HEART Study」。ブランドカラーの赤をふんだんに使ったインタビュー・座談会記事の合間に、「選ばれしもの」とトロフィーを掲げた「ディオバン」の広告が繰り返し登場する。

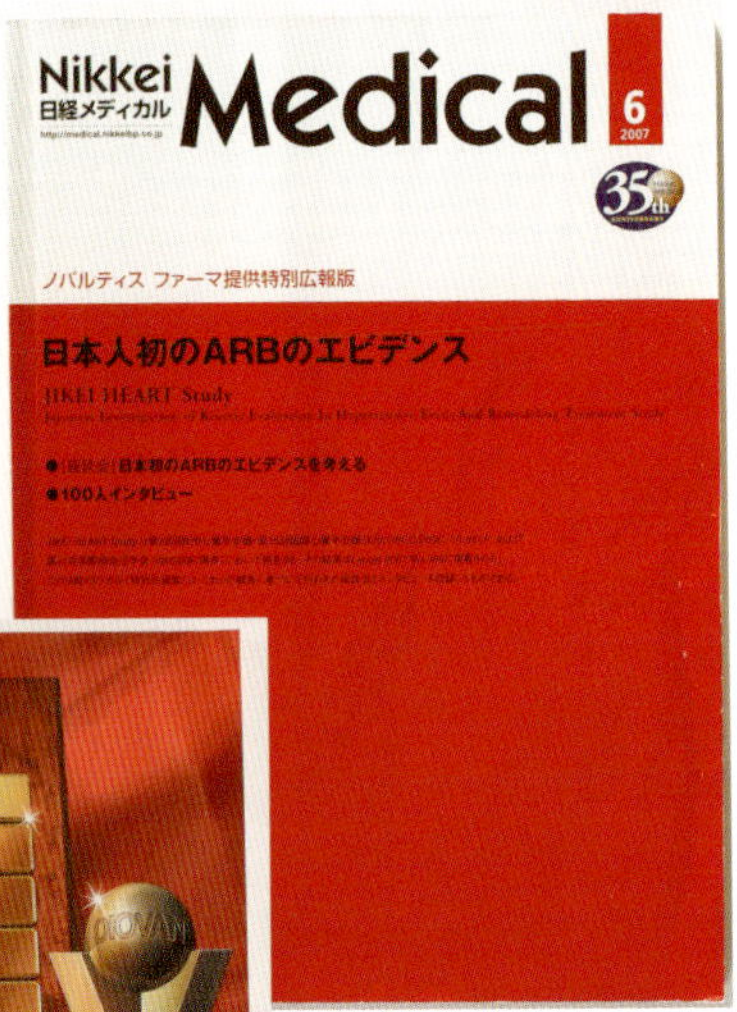

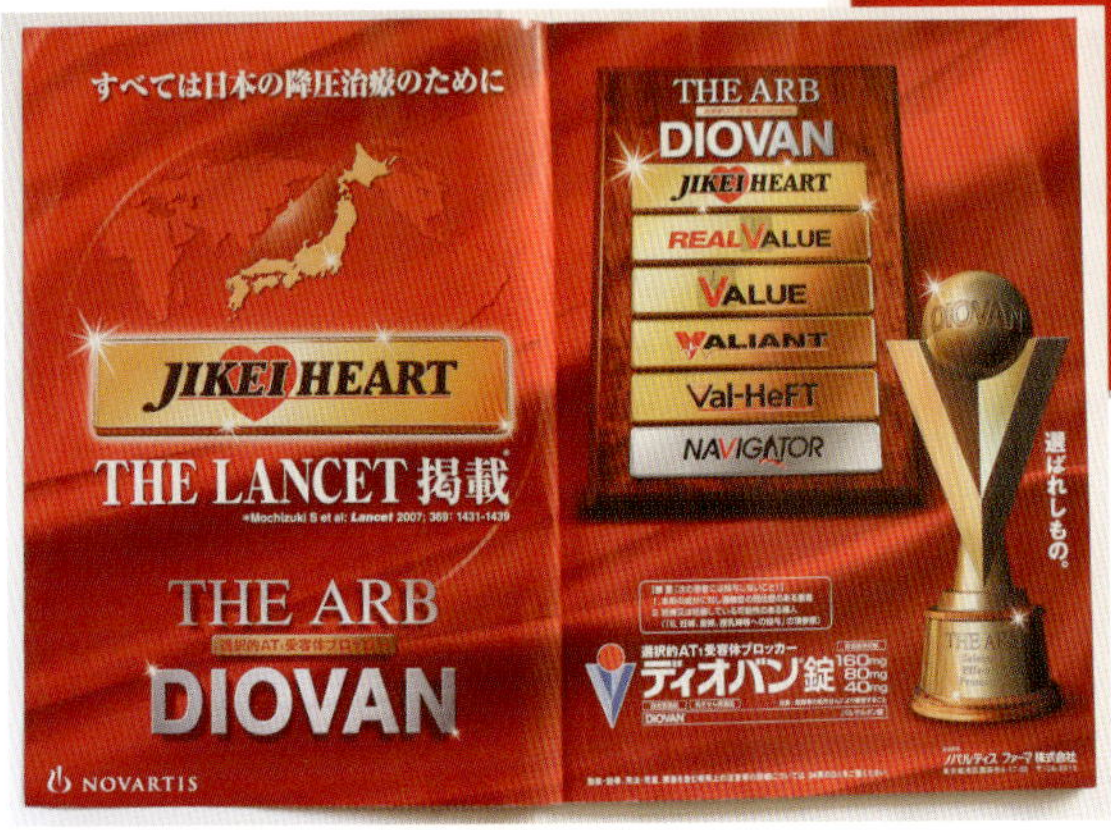

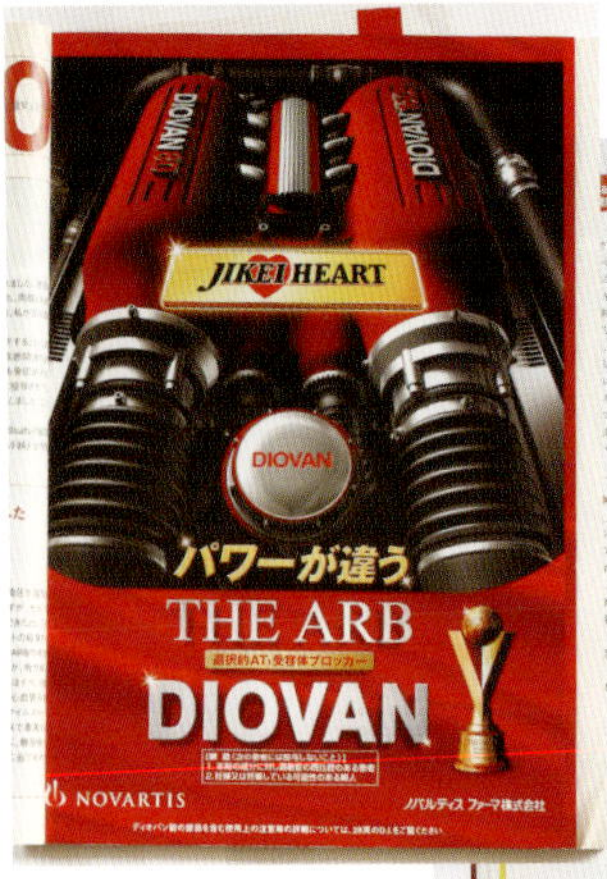

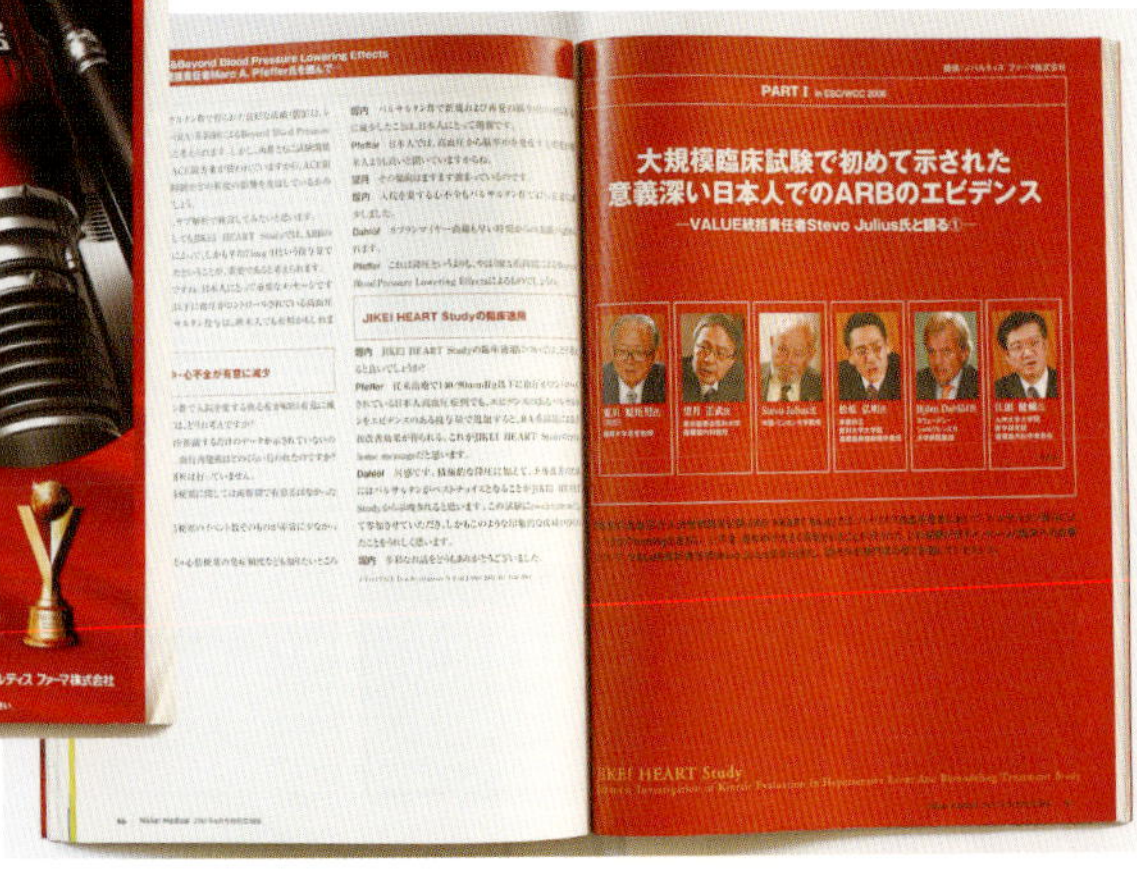
JIKEI HEART Studyの臨床適用
PART I
大規模臨床試験で初めて示された
意義深い日本人でのARBのエビデンス
—VALUE統括責任者Stevo Julius氏と語る①—
JIKEI HEART Study

疑惑をめぐる激しい攻防

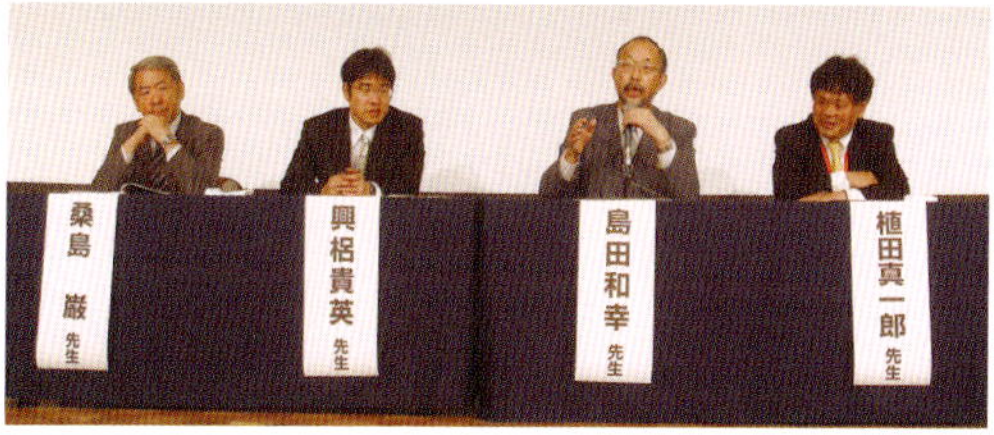

論争に発展した日本高血圧学会シンポジウム「大規模臨床試験を評価する」(2009年10月2日)

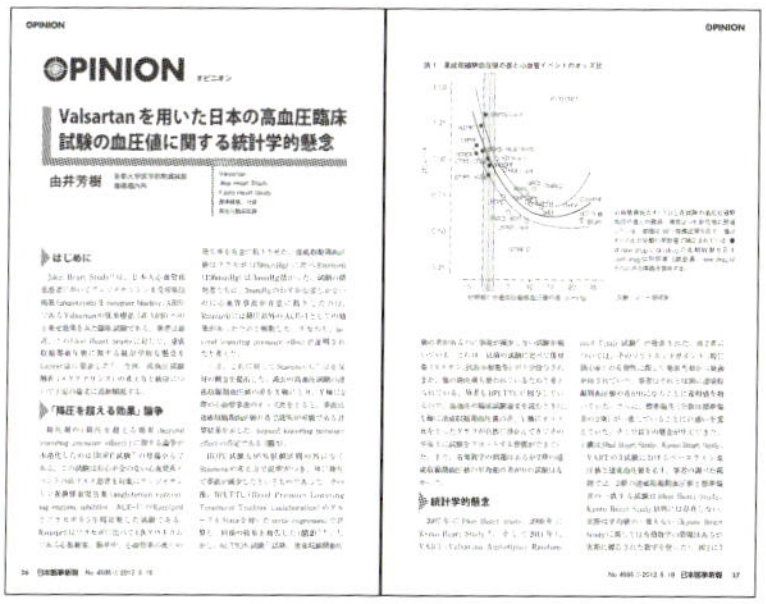

OPINION

OPINION オピニオン

Valsartanを用いた日本の高血圧臨床試験の血圧値に関する統計学的懸念

由井芳樹

はじめに

「日本医事新報」2012年5月19日号に掲載された由井芳樹氏の「Valsartanを用いた日本の高血圧臨床試験の血圧値に関する統計学的懸念」

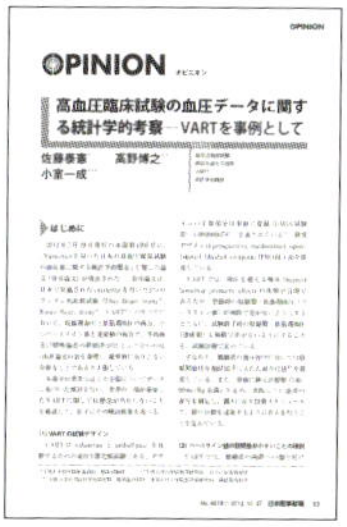

OPINION

OPINION オピニオン

高血圧臨床試験の血圧データに関する統計学的考察―VARTを事例として

佐藤泰憲　高野博之　小室一成

はじめに

由井氏の「懸念」に千葉大のVART研究関係者が誌上で反論(「日本医事新報」2012年10月27日号)

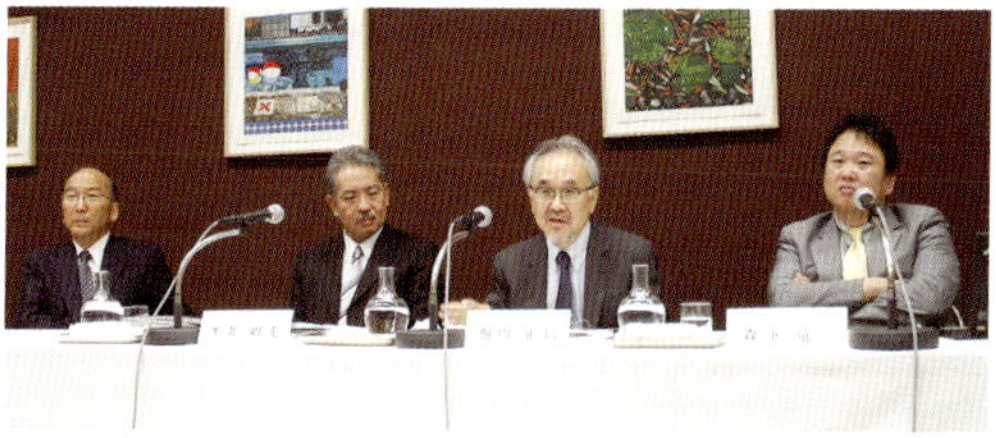

記者会見で「VART研究に不正なし」との見解を示す高血圧学会幹部(2013年7月2日)

日本循環器学会に続き、日本医学会、日本医師会も疑惑追及に動いた。写真は、永井良三循環器学会代表理事も同席した日本医学会の記者会見(2013年5月24日)

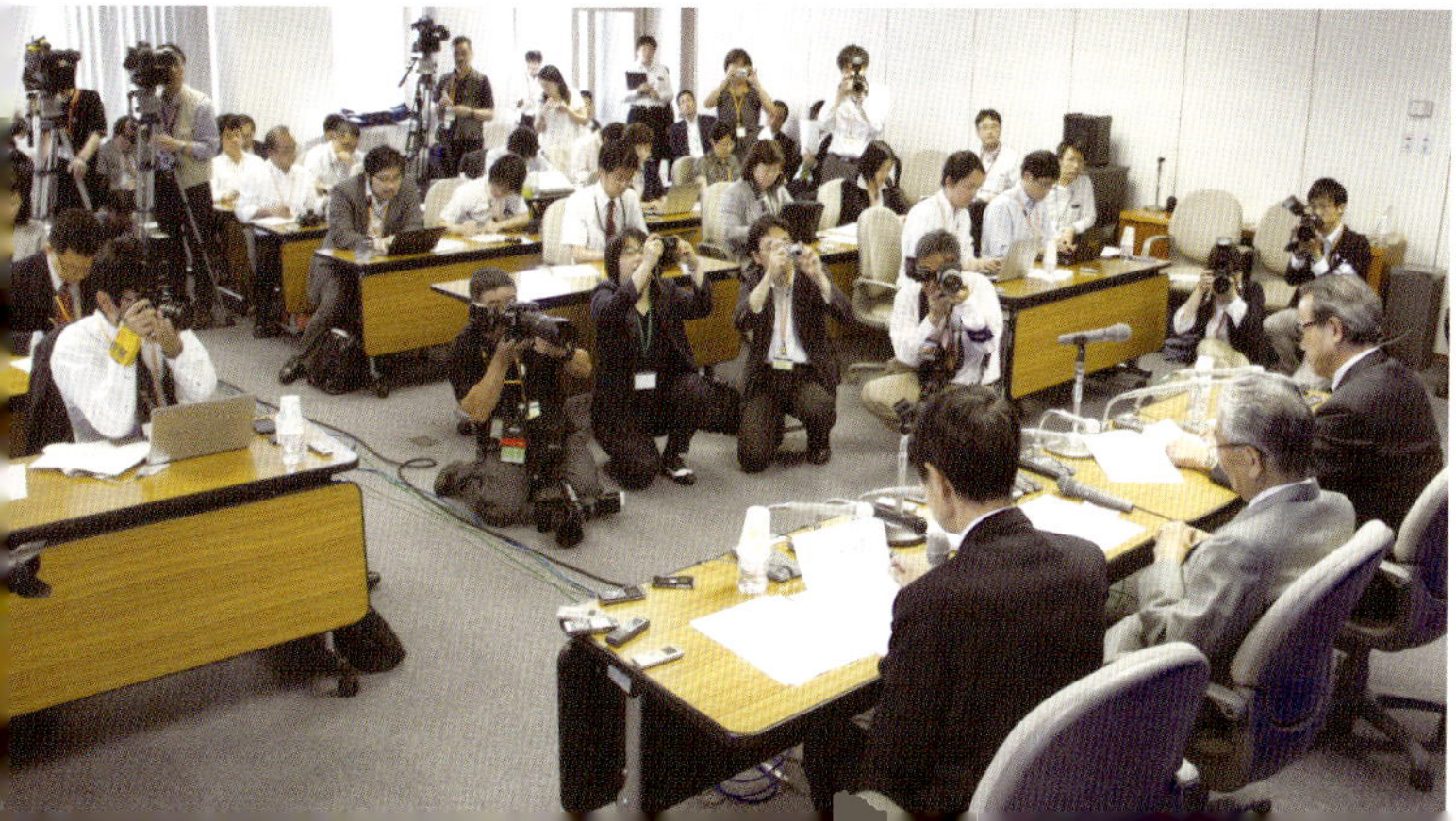

真相究明の舞台は厚労省から法廷へ

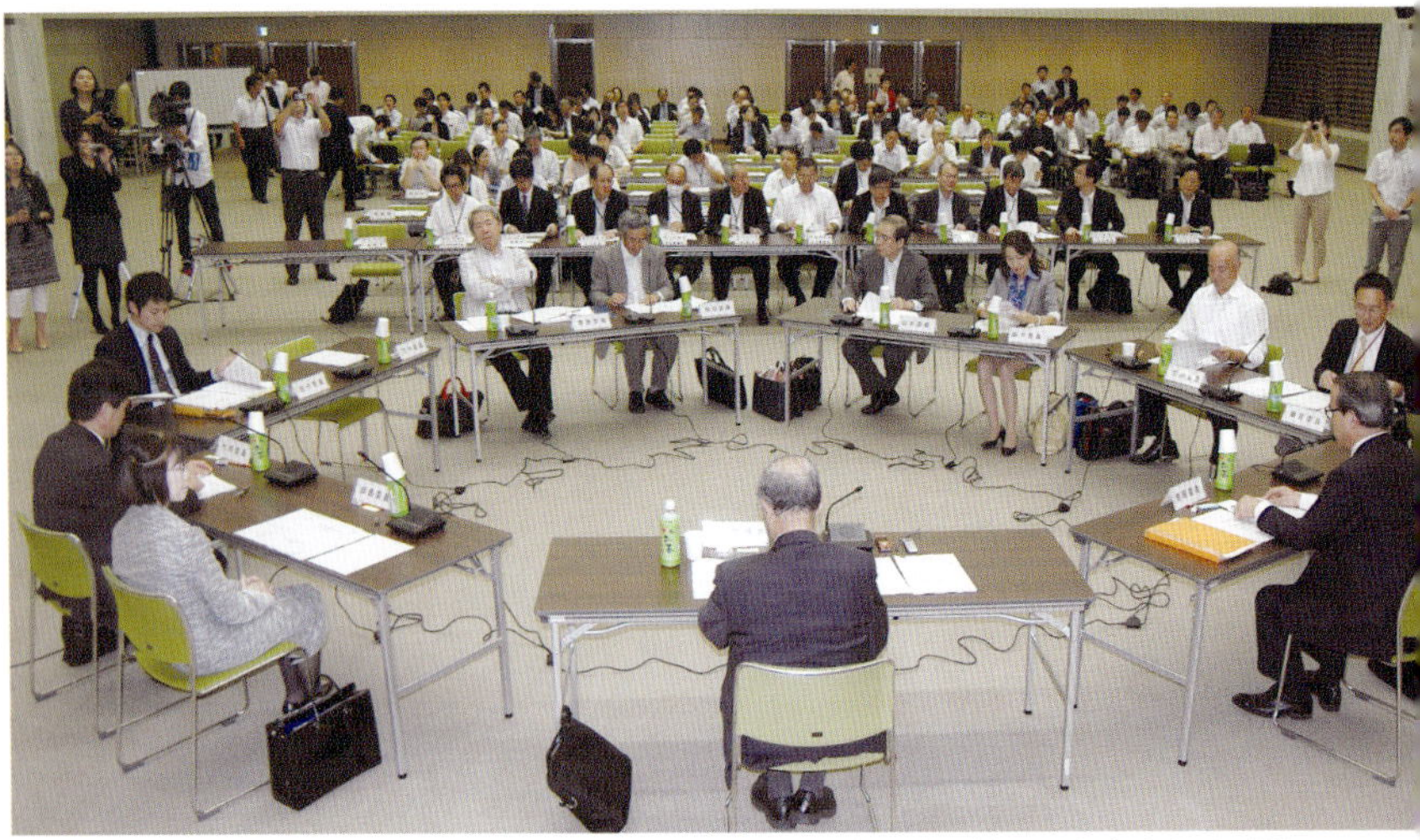

厚労省の調査委員会（高血圧症治療薬の臨床研究事案に関する検討委員会）で、薬事法違反が疑われる不正が次々と明らかに（写真は、中間報告をまとめた2013年9月30日の委員会）

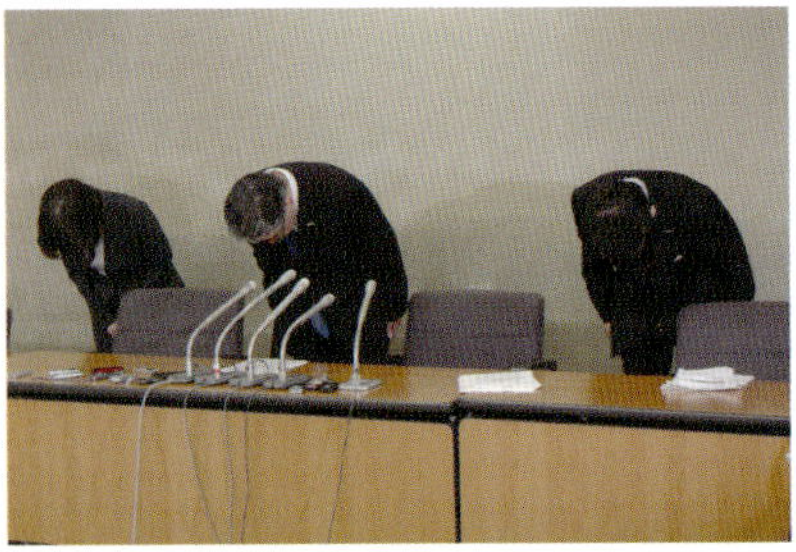

厚労省調査委員会の中間報告を受け、「多くの方にご心配とご迷惑をおかけした」と陳謝するとともに、調査に全面協力する意向を示すノバルティスファーマの二之宮義泰社長（当時）ら（2013年9月30日）

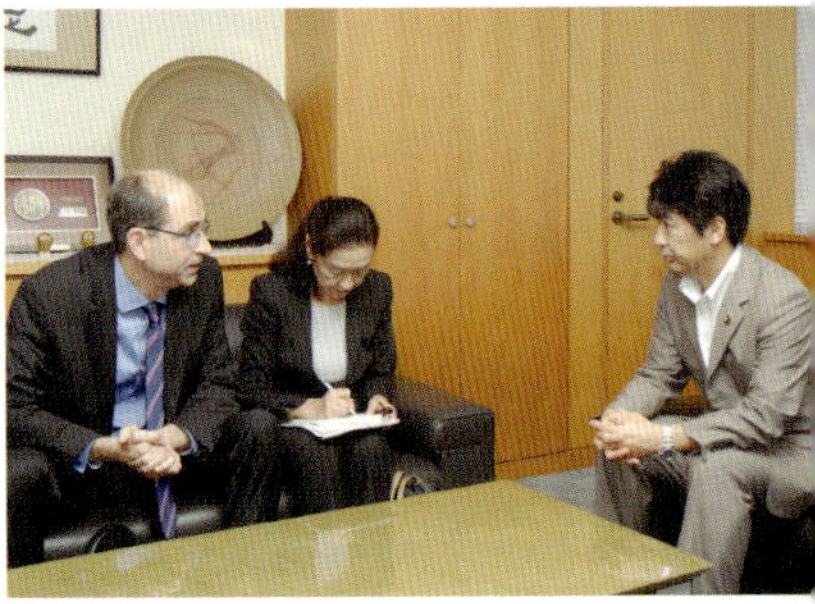

スイスのノバルティスファーマ本社社長も来日し、田村憲久厚労相（当時）に謝罪（2013年9月26日）

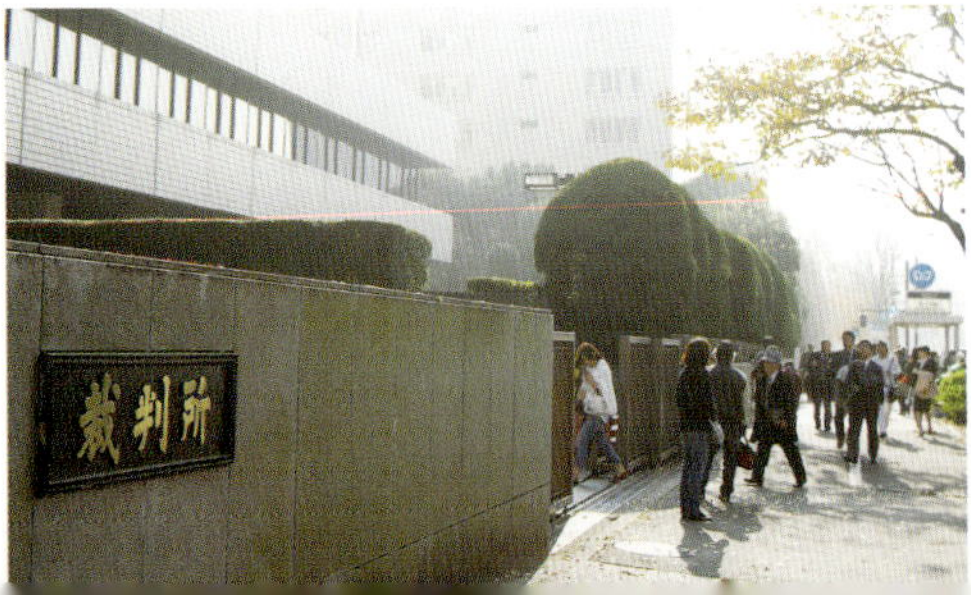

ノバルティスファーマと元社員を被告とする薬事法違反事件の初公判には100人を超える傍聴希望者が詰めかけ、約4倍の競争率となった（2015年12月16日・東京地裁前）

プロローグ

２０１４年6月11日、高血圧治療薬に関わる臨床研究論文不正に関与した疑いで製薬会社の元社員が逮捕されるという事態が発生した。研究論文不正で逮捕者が出るという事例は、医学界のみならず、あらゆる学問領域において前代未聞の出来事である。

遡ること1年4カ月前の２０１３年2月、日本から発表されていた高血圧治療薬「ディオバン」（一般名＝バルサルタン）に関する大規模臨床試験「京都ハート研究」の論文が、内容に数多くの疑義があるとの理由によって掲載誌「European Heart Journal」から撤回処分を受けた。その後、京都府立医科大学から依頼を受けて行われた外部調査の結果、その成績の中に捏造されたデータが多数含まれていたことが判明した。

続いて7月下旬には、やはりディオバンに関わる臨床試験「慈恵ハート研究」でもデータが操作された可能性があることが、慈恵会医科大学調査委員会の報告によって明らかになった。わが国から世界に発信された臨床研究論文に捏造や改竄の疑いがあるというニュースは、わが国のみならず海外のメディアも巻き込んだ大騒動に発展した。

厚生労働省は、わが国の医療の信頼性を損なう看過できない事態として、真相究明と再発防止を目的とした調査委員会を立ち上げ、２０１３年夏から２０１４年春にかけて関係各機関と関係者に対する詳細な聞き取り調査と議論を行った。そして厚労省は2014年1月、ディオバンの製造販売元ノバルティスファーマ株式会社と元社員について東京地方検察庁に告発状を提出し、ついには立件、関係者が薬事法違反の疑いで逮捕されるという事態にまで進展したのである。そして、真相の解明は法廷の場に委ねられた。

本事件の重大性は、不正に捏造された臨床研究論文によってわが国の医師が適正な高血圧治療薬の選択を行えなかった可能性があることに加え、何よりもわが国の臨床研究に対する世界的信用を失墜させてしまったことにある。

今回の事件では、医療系ネットでの書き込みのほか、マスコミ関係者の視点によってその顛末が書かれた本も出版されている。それに対し本書は、ディオバン関連論文について発表当初から内容に疑義を抱き続けてきた高血圧の専門家としての視点、また、日本医師会から推薦を受けた厚労省調査委員会委員としての視点から事件の経緯を整理し、問題点を明らかにしようとするものである。

本書では、ディオバンの臨床研究不正にまつわる事件を「ディオバン事件」あるいは「ディオバン臨床研究不正事件」「ディオバン論文不正事件」と呼ぶことにする。この問題が明らかになる最初のきっかけは、京都大学・由井芳樹氏の慈恵ハート研究へのConcern（懸念）が国際的医学雑誌「ランセット」に掲載されたことである。由井氏の投稿がなければ本件は永遠に闇の中に葬られていたであろう。その意味で由井氏の功績はきわめて大きいことをまず銘記しておきたい。

本事件の最終解決は司法の手に委ねられることになった。しかし、二つの論文の発表直後からその問題点を指摘してきた一人の医師として現段階での事実関係を明らかにしておくことは、わが国の臨床研究に対する世界的な信頼を回復するためにも、また事件の再発を防止するためにも有意義と考え、董狐《とうこ》の筆に倣って真相に迫りたいと思う。

用語解説——予備知識として

【高血圧治療薬】

ＡＲＢ（Angiotensin Ⅱ Receptor Blocker：アンジオテンシンⅡ受容体拮抗薬）

アンジオテンシンⅡという強い血管収縮物質の作用を血管の受容体レベルで遮断することで血管を広げ、血圧を下げる薬。１９９８年頃に登場し、瞬く間に最もよく使われる高血圧治療薬となった。京都ハート研究など一連の臨床研究で用いられたバルサルタン（商品名＝ディオバン）はＡＲＢに分類される。

ＡＣＥ阻害薬（Angiotensin Converting Enzyme inhibitor：アンジオテンシン変換酵素阻害薬）

アンジオテンシンⅠからアンジオテンシンⅡへの変換をブロックすることでアンジオテンシンⅡの作用を抑えて血管を広げ、血圧を下げる薬。１９８０年代に登場した薬で、血圧を下げる効果に加えて心臓や血管を保護する効果があるため心不全治療にも使われる。空咳の副作用が20％前後にみられる。

カルシウム拮抗薬

直接血管平滑筋に作用して、カルシウムイオンの細胞内への流入をブロックすることで血管を広げ、血圧を下げる薬。1982年頃から登場したが、中でもアムロジピンは、長時間持続性のある強い血圧低下作用によって90年代半ばから最も広く処方された高血圧治療薬である。

利尿薬

高血圧治療薬としては最も古い薬剤であるが、降圧作用も確実であり、かつ、廉価であることから、米国では今も第一選択薬として使われている。ただ、尿酸値や血糖値を上げるため使いにくい面もある。サイアザイド系利尿薬とサイアザイド系類似薬がある。

【臨床研究関連】

エビデンス（evidence）

「科学的根拠」という意味。科学的根拠をつくるための研究には、観察研究と介入研究があり、両方の研究が車の両輪のようにかみ合ってエビデンスを形成する（介入とは、薬や医療機器などを用いて治療を行う〝介入〟によって、その有効性を確認するという意味）。ただ、エビデンスと一口に言っても信頼性の高いものから低いものまでいろいろなレベルがあり、ランダム化比較試験（ＲＣＴ）に基づくエビデンスが最もエビデンスレベルが高いとされる。

ＥＢＭ（Evidence-Based Medicine）

エビデンスに基づいて治療を行うという意味。１９９１年、カナダのゴードン・ガイアット、デイビット・サケット両医師によって提唱された概念。急速に世界中に広まり、それまでの経験や実験に基づく医療を大きく変えた。しかし、エビデンスを批判的に吟味することなく盲信してしまう風潮も生まれ、それが今回のディオバン事件の一因となった。

観察研究

ある集団を長年観察することで、疾病の発症の原因を追究する研究手法。例えば、米国のフラミンガム研究は、１９４８年頃からボストン郊外のフラミンガムという町の住民たちを医学的な立場から追跡し、心筋梗塞や脳卒中の原因が喫煙、高血圧、糖尿病、高コレステロール血症、肥満などであることを突き止めるとともに、これらを危険因子と命名し、その予防の重要性を世界に示した。

ランダム化比較試験（ＲＣＴ：Randomized Controlled Trial）

治療行為という介入を行う、いわゆる介入研究の一種。患者を複数のグループに分け、一方に新しい薬、もう一方に偽薬（プラセボ）や従来の薬を投与し、数カ月あるいは数年後にその効果を比較する試験。医薬品の場合、適正なＲＣＴによって有用性を確認して初めてエビデンスと認められる。

イベント（event）、エンドポイント（endpoint）

ランダム化比較試験は、対象を治療法の違いによっていくつかのグループに割り付けて追跡し、その期間における心筋梗塞、脳卒中などの疾病や死亡の発生率をグループ間で比較するが、疾病や死亡の発生のことを「イベント」という言葉で表している。eventは「出来事」と訳されるが、患者にとっても研究者にとっても疾病発生は「出来事」なのである。臨床試験では、事前に定義したイベントの発生をもって個々の症例の最終ポイントとみなすので、それらを「エンドポイント」と表現する。エンドポイント以外のイベントには有害事象も含まれる。エンドポイントには主要（一次）エンドポイントと副次（二次）エンドポイントがあるが、重要なのは前者である。

治験

新薬や医療機器は国の承認を得て初めて臨床の現場で使うことができる。その承認を取得するために行う臨床研究が「治験」と呼ばれるものである。基本的には、製薬会社や医療機器メーカーが自らの責任で企画、実行、統計解析、論文作成まで行う。最近はCRO（Contract Research Organization）という受託臨床試験実施機関と契約して試験の実施、データ管理、品質管理を依頼することが多い。カルテと照合する監査を行うなど厳格な状況で行われる。国への届出義務もあり、法律の下で行われるため、違反した場合には罰則がある。

医師主導型臨床研究

市販後に医師が主導して行う臨床研究のこと。今回問題となったディオバン関連の臨床研究はすべてこの医師主導型臨床研究である。医師が自ら企画して、協力医療機関を募り、計画、試験参加症例のリクルート、各種委員会の設置、論文発表まで研究責任者の責任で行い、データ管理や統計解析、安全管理、エンドポイント委員会は第三者に依頼するのが基本。本来は、医師が日頃から疑問に思っていることを解決するために行うが、実際は、新薬の販売を促進する目的でそのエビデンスづくりを企業が医療機関に提案する場合も少なくない。試験の実行には費用がかかることもあり、製薬企業や医療機器メーカーに財政的支援を求める場合が多い。これまで法的規制がなかったことがディオバン事件の一因とされる。

二重盲検法（二重遮蔽法、ダブルブラインド法）

対象となる症例を2群、時に3群以上に割り付け、担当医師も患者も、治療薬グループ、比較対照治療グループのいずれに割り付けられているかが分からないように遮蔽されたまま試験を行う方法が二重盲検法である。担当医師による疾病発生の偏りを回避するには本来はこの方法が望ましいが、両方のグループに対し外見上同じような薬を作らねばならないことなどから費用が嵩み、患者の協力も得られにくいといった難点がある。

ＰＲＯＢＥ法（Prospective Randomized Open Blinded-Endpoint）

担当医師も被験者もどちらのグループに割り付けられているかが分かったまま試験を遂行するオープン法の一種。疾病（イベント）が発生した場合にエンドポイント委員会にイベントカードが送付されてくるが、委員会のメンバーにはその症例がどちらのグループに割り付けられているのかが遮蔽されている。普通の臨床と同じ状態で臨床研究を行えるという利点があるが、現場の担当医師が意図的に狭心症、めまいといった客観性に乏しい症状や疾病の発生をイベントと見なしたり、無視したりすることが自由にできるという危うさがある。このような客観性に乏しいイベント発生はエンドポイントに含めないのが本来の形。ディオバン事件の不正問題はＰＲＯＢＥ法の危うさが現実化したものといえる。

ＧＣＰ（Good Clinical Practice）

日本では、「医薬品の臨床試験の実施の基準に関する省令」（ＧＣＰ省令）を指す。医薬品医療機器法（旧薬事法）に基づき、被験者の人権保護、安全の保持および福祉の向上を図り、治験の科学的質と成績の信頼性を確保するために定められた基準で法的拘束力があり、違反した場合には罰則が科せられる。市販前の「治験」はすべてＧＣＰの規制下で行われる。

エンドポイント委員会

医師主導型臨床研究において、試験中に発生した疾病がプロトコール（実施計画書）で決められたイベントと一致するか否かを確認する委員会。一般的には3名以上で構成する。当然ながら豊富な臨床経験と優れた知識を持つ医師が就任するのが原則である。一連のディオバン事件では、臨床経験の乏しい人物が就任していることが問題視された。

生物統計学者

研究責任者とともに臨床研究のデザインを企画し、必要症例数の割り出し、結果の統計解析を行う。わが国ではこの分野の専門家が少ないことが今回の事件につながった。

赤い罠

ディオバン臨床研究不正事件

目次

プロローグ　1

用語解説――予備知識として　4

第1章　国際学会で発表！　日本発大規模臨床試験　17

2006年秋、福岡――国際高血圧学会／2009年夏、スペイン・バルセロナ――欧州心臓病学会／2009年秋、琵琶湖畔――日本高血圧学会での論争／松原氏からの圧力と抗議の手紙／雑誌広告で〝選ばれしもの〟と大宣伝／2010年春、J-CLEAR活動開始／ついに念願のブロックバスターへ

第2章 不正発覚——それは一通のメールから始まった 41
2012年3月、新たな局面へ——由井氏の「懸念（Concern）」／高血圧学会幹部たちの反論／VART研究の「奇妙な一致」をめぐる論争／ネットで探し当てたS氏の正体／日本循環器学会、動く／京都ハート研究関連論文、相次いで撤回／松原氏の基礎論文にも多数の不正／京都府立医大が調査結果発表、驚きの事実が…／慈恵医大も調査開始、論文撤回へ／滋賀医大論文にも飛び火／日本医師会、そして国が動いた

第3章 真相究明と再発防止を求めて——厚労省調査委員会 75
厚労省調査委員会の立ち上げ／各大学からの調査報告——意外な事実が次々と明らかに／厚労省が元社員を告発、逮捕へ

第4章 舞台は法廷へ——45例の架空イベントをめぐる攻防 109
公判の争点——イベントの水増しをしたのは誰か…［論点①］白橋氏は京都ハート研究にどの程度関与したか［論点②］白橋氏は暗号化されていないオリジナルデータを所有していたか［論点③］白橋氏はイベントデータを水増し改竄したか［論点④］沢田医師の加筆はディオバン群有利に作用したか［論点⑤］関連病院のA医師によるイベント水増しの影響［論点⑥］サブ解析論文（CCB論文）は改竄があったか／白橋被告証言と医師らの証言に大きな齟齬／誰が血圧値の操作を行い、誰がイベント数を捏造したのか／公判のまとめ

第5章 〝赤い罠〟に巻き込まれた人たち――それぞれの背景と言い分 139
慈恵ハート研究責任者――望月正武医師／暗躍する欧州高血圧学会の大物――ビヨン・ダーロフ氏／京都ハート研究責任者――松原弘明医師／京都ハート研究実務担当者――沢田尚久医師／罠に嵌まった純粋培養のエリートたち／ノバルティスファーマ元社員――白橋伸雄氏／神戸CNS――影のキーマンS氏／ノバルティスファーマの事情――ブロックバスターをめざすワケ

第6章 「降圧を超えた効果」をめざす企業と営業マンと化した専門家たち 175
ARB登場までの降圧薬の流れ／ARB間の熾烈な競争／降圧を超えた心血管保護効果をめざして／ガイドラインにも反映された慈恵ハート研究／研究者の責任とモラル

第7章 臨床試験をめぐる諸問題、再発防止への課題 191
氷山の一角か――CASE-J研究／横行する「種まきトライアル」／ジェネリック医薬品台頭に苦悶する先発品メーカー／日本の医師主導型臨床試験はどこに問題があるのか／利益相反管理の不備／再発防止に向けての課題／医師主導型臨床試験に法規制は必要か／誇大広告の防止へ

エピローグ 216
資料 221
参考文献 235
おわりに 237

写真クレジット　カラー口絵5〜6頁＝Ⓒ日本医事新報社

第1章

国際学会で発表！日本発大規模臨床試験

新型の高血圧治療薬「ディオバン」の優位性を示すものとして国際学会で大々的に発表された二つの大規模臨床試験――慈恵ハート研究と京都ハート研究。医学雑誌の広告座談会などを通じてその意義が喧伝される中、筆者ら一部の専門家はネットやメディアで疑義を発信し続けた。

２００９年秋、この問題は日本高血圧学会で取り上げられ、二つの臨床試験の問題点を指摘した筆者に、京都ハート研究の研究責任者は「なぜ批判する！」と怒りをあらわにした。

1　2006年秋、福岡——国際高血圧学会

外国人研究者とともに登壇した望月氏

博多湾に冷たい風が吹き、晩秋の気配が漂い始めた2006年10月15日、湾岸に立つ福岡国際会議場に、第21回国際高血圧学会（ISH2006）に参加する大勢の高血圧専門家たちが国の内外から集まった。

わが国で18年ぶりに開催される高血圧の国際学会とあって注目度は高く、その目玉は、待望久しかった日本発大規模臨床試験の結果の発表であった。その一つ「慈恵ハート研究」（JIKEI HEART Study）は、ARB（アンジオテンシンⅡ受容体拮抗薬）という新しいタイプの高血圧治療薬の有用性を検討したわが国初の大規模な臨床研究として4日目の18日のセッションで発表された。

大勢の聴衆が見守る中、発表者である東京慈恵会医科大学の望月正武教授（当時）は一人の外国人とともに登壇した。その珍しい発表形式に、聴衆は重大な結果を予感した。その外国人とは、スウェーデンの名門ヨーテボリ大学の関連病院サルグレンスカ大学病院のビヨン・ダーロフ（Björn Dahlöf）教授。これまでも数々の降圧薬の臨床試験を手がけている欧州高血圧学会の重鎮である。

本学会では、会長の荻原俊男大阪大学教授（当時）が自ら研究責任者を務めたＣＡＳＥ－Ｊ研究結果などの発表も予定されており、わが国の大規模臨床試験もようやくスタートラインに立ったかと思わせるプログラムが組まれていた。後にこの二つの臨床試験が世間から糾弾されることになるとは、この時点では誰も予想していなかった。

２人の演者による慈恵ハート研究の結果発表は、大会場を埋め尽くした聴衆に大きな驚きをもたらすのに十分な内容であった。本試験は、日本人の高血圧患者３０８１例をＡＲＢの「ディオバン」（一般名＝バルサルタン）で治療する群とＡＲＢ以外の降圧薬を処方する群に無作為に割り付け、５年間の追跡期間中に発生する心筋梗塞や脳卒中などの心血管合併症の発生率を比較することを目的とした臨床研究である。この研究はＰＲＯＢＥ（プローブ）デザインという、担当医師にも患者にもどちらの群に割り付けられたかが分かる方法で行われていた。わが国の臨床研究ではしばしば用いられている方法である。

その結果は、ディオバン群はＡＲＢを使わなかった群に比べて、実に39％も合併症の発生率が低かったというものであった。本試験の結果は医学系ジャーナルなどでいち早く取り上げられ、学会特集として２人の写真入りでその概要が大々的に報道された。

高血圧専門家が次々とカーテンの中へ

発表後、聴衆の興奮さめやらぬ中、会場の外では奇妙な現象がみられた。わが国の高血圧専門家が広告代理店の社員と思しき人たちに導かれて、ロビーの一角に設けられたカーテンの中に次々と吸い込まれていった。月刊誌「日経メディカル」の広告記事作成のためのインタビューである。私にも学会1週間ほど前に広告代理店から電話があり、インタビューの打診があったが、すでに欧州で発表されていたディオバン関連の試験結果概要から、その信頼性には大きな疑問を抱いており即座にお断りしていた。

本試験の論文は、半年後の2007年4月、臨床系医学雑誌として世界的にも評価の高い「ランセット（The Lancet）」に掲載された。国際高血圧学会で共同プレゼンテーターとして望月氏と一緒に登壇したダーロフ氏が、欧州での人脈を活かして、掲載にあたり多大な貢献をしたといわれている。

その直後の6月、「日経メディカル」は、ディオバンの製造販売元であるノバルティスファーマ提供の特別広報版として「日本人初の

図　すべてのエンドポイントの治療効果

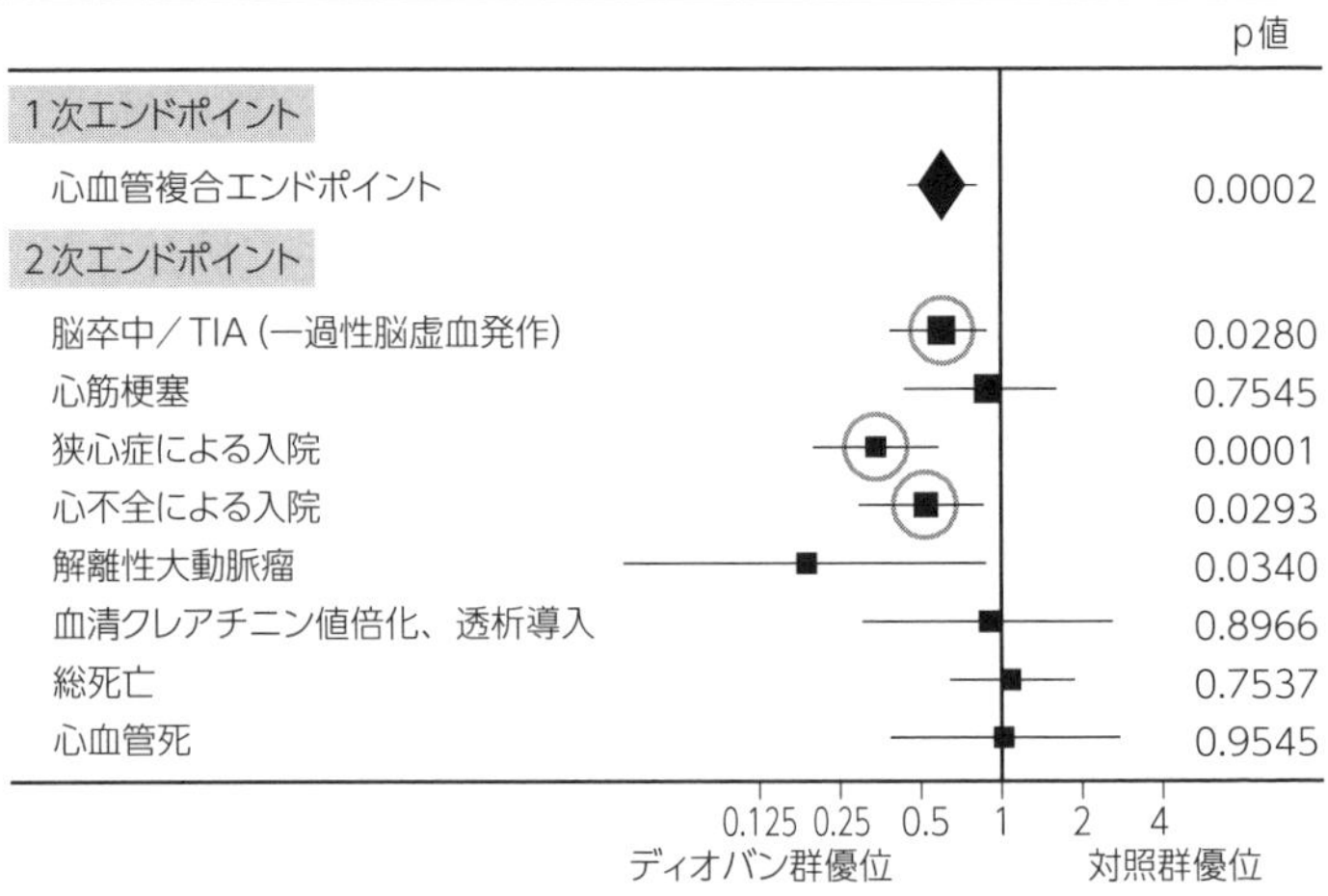

○印のような客観性の乏しいエンドポイントが左側に位置し、ディオバン優位となっている。

Mochizuki S, et al：Lancet 2007；369：1431-9.【撤回】より一部改変

ARBのエビデンス――JIKEI HEART Study」という特別号を発行するなど強烈な広告の掲載を開始した。

私は、慈恵ハート研究の結果はこれまでの海外での論文や自らの臨床経験に照らしてみて、あり得ない結果であると判断し、おおかたの高血圧専門家の熱狂とは距離を置いた立場から臨床医向け週刊誌「日本医事新報」2008年8月2日号で疑義を表明した。

この中で私は、慈恵ハート研究においては、PROBE法では設定してはいけない狭心症などのソフトエンドポイントが主要複合エンドポイントに含まれており、それらの非客観的エンドポイントが大幅にディオバン優位となっている（**図**）ために、全体がディオバン優位に傾いた可能性が高く、公平な試験の結果ではないと指摘した。

2　2009年夏、スペイン・バルセロナ――欧州心臓病学会

ディオバン服用で発症率が半分に！

欧州心臓病学会（ESC）は心臓病学領域では米国心臓病学会（ACC）、米国心臓協会（AHA）と並ぶ巨大な国際学会であり、日本からの演題発表が多いことで知られる。2009年の欧州心臓病学会は8月29日からスペイン・バルセロナで開催され、学会の目玉である9月

1日のホットライン・セッションで京都府立医科大学の松原弘明教授（当時）が「京都ハート研究」（KYOTO HEART Study）の発表という栄誉を与えられて颯爽と登壇した。

京都ハート研究のプロトコール（実施計画書）は慈恵ハート研究とほぼ同様であり、日本人の高血圧患者をARBディオバン治療群と非ARB群に割り付けて、追跡期間における心血管合併症発生率を比較するものであった。やはりPROBE法を採用しており、なおかつエンドポイントに狭心症などのソフトエンドポイントが含まれている点も共通している。

結果は慈恵ハート研究よりもさらに驚くべきものであった。ディオバン治療群の方がARBを用いていない群よりも45％も合併症発生が少なかったというのである。つまり治療薬をディオバンに切り替えれば約半分が脳卒中や冠動脈疾患を免れることができるという、常識では到底考えられない結果であった。

京都ハート研究の結果は、欧州心臓病学会誌「European Heart Journal」に学会発表と同時に掲載され、その別刷が、会場の大きな一角を占めるノバルティス社ブースで来場者に大量に無料配布された。さらにネットを通じて世界中に配信された。

海外専門家から厳しい批判

国際学会のホットライン・セッションでは、公式コメンテータが次に登壇して、発表された研究結果についてコメントするのが恒例となっている。このときは、辛口で知られる欧州心臓病学会の若手研究者、スイス・チューリッヒ大学のフランク・ラスチスカ（Frank Ruschitzka）博士が登壇し、次のようにコメントした。

These wonderful results were almost too good to be true.
There was no effect of valsartan on MI in this study and therefore the weak end point of angina is of minor importance, particularly on a background of no benefit on MI.
I would put my mother on an ACE inhibitor, but valsartan is just good enough for my mother-in-law.

（この素晴らしい結果は、本当にしては良すぎる。
バルサルタンは心筋梗塞の予防効果は全くない。だから狭心症みたいな些細なエンドポイントは大して重要ではない。
私の母親ならＡＣＥ阻害薬を使うけれども、義理の母親ならディオバンでいいかな。）

会場は爆笑に包まれた。端からその研究結果を信用していないのである。それでも松原氏は意気揚々と帰国し、ノバルティスファーマが企画した各地の講演会や「日経メディカル」の座談会などを通じて本試験の成果を日本中に広めたのである。

米国高血圧学会の論客フランツ・メサリー（Franz H. Messerli）博士らもまた、「降圧薬の効果を血圧を下げることと定義すると、ＡＲＢは〝Ｙｅｓ〟かもしれないが、心血管合併症や死亡を予防することと定義すると、〝Ｎｏ〟である」と批判的なコメントを発表した。

ＡＲＢディオバンの心血管合併症予防効果は対照群に比べて45％も優れているという、慈恵ハート研究の39％のさらに上をいく研究結果を知って、私は驚きを通り越して呆れるばかりであった。そして、両治療群の血圧推移のグラフを見て、両群の収縮期血圧、拡張期血圧および標準偏差が完璧に一致している（カラー口絵3頁）ことから、この試験には何か人為的操作が潜んでいることを直感した。

ネットや雑誌で疑義を発信

私は２００９年９月、「循環器トライアルデータベース」というインターネットのサイト（http://circ.ebm-library.jp）で京都ハート研究に対するコメントを発表した。これが松原氏の逆鱗に触れることになった。

「循環器トライアルデータベース」は、世界から相次いで発表される循環器疾患大規模臨床試験に関する情報について、専門家のコメントを添えて発信するサイトで、大日本住友製薬の支援により運営されている。迅速な報道と、企業とは距離を置いた中立的なコメントが好評で信頼性が高く、多くの臨床医や製薬会社社員に読まれている人気サイトである。中でも私のコメントは、ＶＡＬＵＥ研究（スイスのノバルティス本社が二重盲検法で行ったディオバンに関する大規模臨床試験）以来、辛口評価として特にアクセスが多い。

以下は、京都ハート研究の結果についての私のコメントである。

本研究の結果は、同じバルサルタン［＝ディオバン］を用いて二重盲検法で行われた海外のＶＡＬＵＥ研究と正反対の結果である。しかも本試験はＰＲＯＢＥ法で行われており、結果の信頼性はＶＡＬＵＥ研究よりも格段に劣る。ＰＲＯＢＥ法においては、担当医の介入意図が入ってはならないというのが大原則であるが、本試験では狭心症、ＴＩＡを含む脳卒中といった担当医師の介入の余地が大きいソフトエンドポイントにおいてＡＲＢが大きく優位に傾いており、それが一次エンドポイントのディオバン優位性に貢献している。重要なハードエンドポイントである急性心筋梗塞、血清クレアチニン値の倍化、心血管死、全死亡などではいずれも有意差はついていない。海外で行われたＶＡＬＵＥでは心筋梗塞発症予防においてＡＲＢ（本試験と同じバルサルタン）はカルシウム拮抗薬アムロジピンより有意に劣っており、かつ狭心症の頻度もバルサルタン群で有意に多いという結果であった。［中略］

これは果たしてバルサルタンという薬のみが、日本人と欧米人の狭心症に対して人種差で異なった作用を発揮するということか。だとすれば日本人における狭心症にはカルシウム拮抗薬が有用であるというこれまでの成績とは相容れない結果が出たことになる。同じ日本人を対象として行われたＣＡＳＥ-ＪではＡＲＢカンデサルタンの非ＡＲＢに対する有用性は示されていない。とすると、ＡＲＢの中でバルサルタンのみが欧米人の狭心症にはほとんど効果がないが、日本人の狭心症には絶大な効果があるという奇妙な話になる。

製薬企業によって経済支援された大規模臨床試験において、狭心症のような現場の介入意図が入りやすいソフトエンドポイントを設定することはＰＲＯＢＥ法では禁じ手であるという原則を知るべきである。このような大規模臨床試験で重要なことは、これまでの大規模臨床試験や一般臨床での経験とあまりにかけ離れた不一致（inconsistency）がないことである。［中略］

今後、わが国の実情を鑑み、大いに議論が尽くされ、わが国から世界的に信頼される大規模臨床試験が実施され、発信されることを切に願うばかりである。
（「循環器トライアルデータベース」より転載し一部改変／本論文撤回により現在はサイトから削除されている）

このコメントの初稿では、最後に「本試験や慈恵ハート研究のように、方法論において大きな問題がある大規模臨床試験がわが国から世界に発信されることは、わが国の臨床研究の信頼を損ねるものとして憂慮せざるを得ない」と結んだが、後述のように松原氏はこの部分の訂正を強く求めたのである。編集部と協議し上記の文章が最終版となった。

3　2009年秋、琵琶湖畔——日本高血圧学会での論争

シンポジウム「大規模臨床試験を評価する」

秋の日差しがきらきらと湛然たる湖面を照らす琵琶湖。2009年10月、その湖畔にひときわ映える大津プリンスホテルで第32回日本高血圧学会総会が1日から3日間開催された。注目されたのは2日目のシンポジウム「大規模臨床試験を評価する——日本発の質の高いエビデンス創出に向けて」。午前8時半という早い時間にもかかわらず、大ホールは満員の聴衆で埋

まった。

「大規模臨床試験を評価する——企業主導／非企業主導型研究とデータマネージメント、広報、報道のあり方」というテーマが与えられていた私は、４人のシンポジストの一人として最後に登壇し、慈恵ハート研究、京都ハート研究などを含め、わが国の臨床試験や方法論の問題点について講演した。私は、それまでの臨床試験ではＡＲＢが従来の降圧薬よりも明らかに心血管合併症予防効果において優れるという成績は示されたことがなく、慈恵ハート研究と京都ハート研究の結果はきわめて特異であると述べた。そして、ＰＲＯＢＥ法であるにもかかわらず、狭心症や心不全による入院という客観性に乏しいエンドポイントが設定されたことが、このようなあり得ない結果を導いた可能性が高いと指摘した。

「なぜ批判する！」松原氏の怒り

総合討論に入ると、会場中央付近から一人の男性がすっくと立ち上がり、マイクの前に立った。「京都府立医科大学の松原です」と名乗った後、興奮した口調で、「我々は7年間命をかけて取り組んできた。海外のデータと比較して（疑わしいと）言うが、アジア人特有の反応なのかもしれない。我々は論文で発表しているのだから、批判も論文として発表してもらいたい。面白おかしく根拠もなく批判するのは侮辱以外の何ものでもない。世界的な一流雑誌の査読も通り掲載された研究に対して批判するのはおかしいではないか」と熱《いき》り立った。シンポジウムの流れから私に対する質問であろうと考えて、「この結果はＰＲＯＢＥ法という方法論に問題があるのであり、研究責任者というより現場担当医の意図的判断が結果を左右した可能性が高い」と回答した。

松原氏の抗議に勢いを得たのか、日頃雑誌の広告座談会などでディオバンを賞賛している大学教授たち数人が、松原氏を援護する意見を発し始めた。その中の一人は、「松原氏が怒るのは当然。研究の欠点をあげつらい、すべてを否定するのは学問ではない。学ぶべきものを探し出すことも重要」と発言した。私は「試験に関わる医師が仮説を証明したいと思うのは当然だが、割り付けが分かっているPROBE法では、その熱意やいろいろな条件によってエンドポイント委員会への報告が恣意的になりやすい」と繰り返し答えた。

4 松原氏からの圧力と抗議の手紙

簡易書留で「ご質問書」

学会発表から間もなく、ライフサイエンス出版という出版社から電話があり、「循環器トライアルデータベース」サイトでの私のコメント（25頁）に対して松原氏から「訂正するか、取り消すように」という強い抗議が来ていることを知らせてきた。

また本サイトのスポンサーである大日本住友製薬の京都府立医科大学担当MR（medical

representative＝医薬情報担当者）に対しても、出入り禁止の脅しともとれる圧力があったとの情報があった。そこで私も責任上、ライフサイエンス出版や大日本住友製薬への圧力をやめ、抗議があれば私に直接意見を送るよう松原氏にメールを送信した（２００９年10月16日）。

するとと10月28日付で私の職場に分厚い簡易書留が届いた。開けてみると松原弘明教授と沢田尚久講師の連名で「ご質問書」とあり、以下のような質問が記載されていた。

- 京都ハート研究の詳細に対する認識：先生は本研究についてどの程度知っているのか？ どのような調査をしたのか？
- 二重盲検法とＰＲＯＢＥ法についてどのような認識を持っているのか？
- 桑島先生の関与した大規模臨床試験についてご教示ください。
- 循環器トライアルデータベース初稿のコメントで「本試験や慈恵ハート研究のように、方法論において大きな問題がある大規模臨床試験がわが国から発信されることは、わが国の臨床研究の信頼を損ねるものとして憂慮せざるを得ない」と論評しておられるが、京都ハート研究は、欧州心臓病学会という世界的な学会のホットラインで採択されている。先生の論評は誰に対するいかなる憂慮なのか？

「非難を謙虚に受け止めるべき」と回答

上記の質問項目に対して私は以下のような回答を認《したた》め返信した。

- 京都ハート研究に関して知っていることはオリジナル論文がすべてであり、それ以上のことは知るはずもないし、知る立場でもない。当然のことである。
- オープンラベルによる試験の限界を克服するため最大限の努力をしたというが、具体的にどのような努力をしたかが明確でない。治療現場の意図が入りやすいことがPROBE法の最大の問題である。
- 私の関与した大規模臨床試験については、日本の高血圧治療に関しての初めての二重盲検法による試験であるNICS-EH研究に深く関わった。また高齢者高血圧に対する治療の有用性を検証した「養育院研究」にも関与した。また血圧変動に関する病態を検証するための試験J-MUBA研究にも関与した。
- 欧州心臓病学会での発表後の、フランク・ラスチスカ博士の「本当にしては良すぎる」というコメントやメサリー博士らの「ARBの有効性を心血管イベント抑制と死亡の回避と定義すれば、否定的な結果である」などの非難を謙虚に受け止めるべきである。

5 雑誌広告で〝選ばれしもの〟と大宣伝

論文別刷を大量無料配布

慈恵ハート研究、京都ハート研究の二つの臨床研究の成果は、ディオバンを販売しているノバルティスファーマにとって格好の宣伝材料となった。特に慈恵ハート研究は、他社のARBに先駆けて日本のエビデンスとして世界的ジャーナルであるランセット誌に掲載されたということで、同社はその別刷を雑誌社に大量発注し、全国の医師に配布した。その別刷製作費だけでも億単位の費用が生じたといわれている。世界的な一流学会での発表、それと同時に出版される一流雑誌への論文掲載と別刷の大量配布は、製薬会社の最も効率の良いプロモーション活動として活用されてきた。

欧州心臓病学会などの世界的な循環器系学会は、3万人規模の参加者があり、会場ロビーに設けられた各製薬会社ブースでのコーヒー無料サービスと別刷の配布は定番の販売戦略である。わが国で開催された主要な循環器系医学会、高血圧学会、冠動脈関連学会などでも参加者に大量の別刷が配布された。

真っ赤に染まった医療系雑誌

ノバルティスファーマは、ここぞとばかりに膨大な広告費用をつぎ込んで、高血圧学会の幹部やオピニオンリーダーたちの取り込みに躍起になった。その一つの手段が、多くの医師に無料で配布される医療系情報誌での広告である。中でも「日経メディカル」や「メディカルトリビューン」などの医療系雑誌・新聞でのインタビューや座談会の記事広告は、宣伝ぶりが際だっていた。これらの雑誌・新聞は、発行部数によって広告収入が入る仕組みのため、一応価格は付いているが、ほとんどが職場や自宅に無料で送られてくる。

前述の通り、慈恵ハート研究論文のランセット誌掲載から2カ月後の2007年6月、「日経メディカル」はノバルティスファーマ提供特別広報版として「日本人初のARBのエビデンス――JIKEI HEART Study」という丸ごと一冊貸し切りの特別号を編集した（カラー口絵4頁）。第一部では、100人インタビューと称してわが国の高血圧あるいは循環器の専門家による賞賛記事を掲載し、第二部では、15に及ぶ座談会にわが国と世界の高血圧専門家を登場させ、試験結果を褒めさせている。ディオバンのブランドカラーである赤色の表紙をめくると、〝選ばれしもの〟とトロフィーを掲げた広告ページが何度も出てくる。

京都ハート研究発表直後の2009年9月には、東京・赤坂の超高級ホテルで全国から約千人の医師を集めた大講演会が開催された。日本の高血圧ガイドラインにも強い影響力のある島本和明札幌医科大学教授（当時）を総合司会者として立て、その費用には、司会者や演者への謝礼に加えて参加医師の交通・宿泊費など約1億円をかけたとされている。また、京都ハート研究の別刷は英文で8万部、和文で5万部製作し、全国の医師に配布したという。

ノバルティスファーマはさらに、全国各地において数え切れないほどの医師向け講演会を開催し、高血圧学会幹部たちに二つの臨床試験結果を賞賛させた。中でも後に一般週刊誌で〝サルタン星人〟（「フライデー」2013年6月7日号）と揶揄される研究者たちの営業部長並みの活躍ぶりは際だっていた。

大々的な宣伝の甲斐あって、ディオバンの売り上げはノバルティスファーマの期待通り飛躍的に上昇した。

6 ２０１０年春、Ｊ-ＣＬＥＡＲ活動開始

同志が集いＮＰＯを発足

二つの臨床研究に対し疑義を発信する研究者は、琉球大学の植田真一郎教授や東京大学の山崎力教授などごくわずかであり、本来正しい情報を発信すべき日本高血圧学会の幹部、ガイドライン作成責任者たちは批判するどころか宣伝に荷担するという有様だった。私は、誤った情報に基づいて適正さを欠いた医療がわが国で行われることに危惧の念を抱き、上記２名と私のほかに、慈恵会医科大学の景山茂教授、東海大学の後藤信哉教授、東京都健康長寿医療センターの原田和昌循環器部長（現副院長）、東京北社会保険病院の名郷直樹臨床研修センター長（現・武蔵国分寺公園クリニック院長）を加え、計７名で２００９年９月にＮＰＯ法人臨床研究適正評価教育機構（Ｊ-ＣＬＥＡＲ）を立ち上げ、翌年３月から活動を開始した。

私たちはＪ-ＣＬＥＡＲの活動の一環として、学会誌、「日本医事新報」などの医学雑誌、講演会などを通じて二つの臨床研究の異質性を問い続けた。また日本高血圧学会の公式雑誌である「Hypertension Research」に、「Magic ARB, or magic trial ?」というタイトルで、これらの研究結果が海外のこれまでのＡＲＢに関する臨床試験の結果と大きく異なることを指摘した論文を投稿した。

ＰＲＯＢＥ法の問題点を指摘

医師向け週刊誌「日本医事新報」では、月1回の「J-CLEAR通信」というコーナーで、臨床研究に関する様々な情報や会員からの意見を掲載することとなった。その第11回（2011年7月9日号）に私は「JIKEI-HEARTからNAGOYA-HEARTまで――日本のEBMをどうしようというのか」という論文を寄稿した。その中で、以下のように二つの臨床試験で用いられているPROBE法の問題点を指摘した。

〔慈恵ハート研究および京都ハート研究では〕バルサルタンが非ARB治療群に比べて、それぞれ39%、45%と大幅に心血管合併症を抑制した。しかし、エンドポイントの内訳を見ると、その抑制は狭心症による入院、心不全による入院など、担当医の意図が介入しやすい非客観的なエンドポイントに依存している。心筋梗塞、心臓死、総死亡などのハードエンドポイントには差がついていないのである。一方、二重盲検法で行われたVALUE試験では、心筋梗塞や狭心症は逆にバルサルタン群でアムロジピン群よりも多いのである。〔中略〕

不思議なことに、日本で行われたバルサルタンの臨床試験はいずれもが、高血圧の専門家によるものではなく、ましてや臨床研究に造詣が深い研究者によるものでもない。基礎研究や血管再生など、莫大な研究費を必要とする大学の教室に大規模臨床試験を依頼していることが大きな特徴である。バルサルタンを製品化しているこの世界的製薬企業は、日本の臨床をリードすべき大学関係者が、臨床やEBMに疎く、かつ軽視していることを見抜き、ビジネスチャンスの場として利用しているように感じられてならない。

ここで、PROBE法についてあらためて説明しておきたい。

PROBE（プローブ）法とそのルール

PROBE法はProspective（前向き）、Randomized（ランダム化）、Open（オープン）、Blinded（委員会では秘匿される）、Endpoint（エンドポイント）の頭文字をとったもので、1992年にスウェーデンのレナート・ハンソン（Lennart Hansson）博士によって提案された方法（＊）である。担当医も被験者（患者）もどちらの群に割り当てられているかが分かるが、イベントの判定を行うエンドポイント委員会では遮蔽されているために、ある程度公平性は保たれているというコンセプトである。

担当医、被験者とも割り付け群が知らされるという点では二重盲検法に比べて格段にやりやすく、被験者に参加を依頼しやすいというメリットはある。しかしこの方法には、エンドポイントは客観的イベントに限定するという基本ルールが存在する。すなわち狭心症、心不全、一過性脳虚血発作といった客観性のないイベントをエンドポイントに設定してはならないことをすでに提唱者のハンソン博士はルール化しているのである。

＊Hansson L, Hedner T, Dahlöf B : Prospective Randomized Open Blinded End-point（PROBE）Study. A novel design for intervention trials. Blood Press. 1992 Aug : 1（2）: 113-9.

「J-CLEAR通信」などでの私の問題提起にもかかわらず、ノバルティスファーマの広告座談会に頻回に登場した日本高血圧学会幹部の森下竜一氏（大阪大学臨床遺伝子治療学教授）は、一連のディオバン関連臨床試験を擁護し、これらの臨床試験で用いられたPROBE法とソフトエンドポイントの設定を妥当なものとして評価する論文を寄稿している（Hypertension Research 2011 : 34（1）: 33-5）。

7 ついに念願のブロックバスターへ

年間売り上げ1400億円突破

ノバルティスファーマの「ディオバン」は、万有製薬（現MSD）の「ニューロタン」（一般名＝ロサルタン）、武田薬品の「ブロプレス」（一般名＝カンデサルタン）に次いで、わが国では3番目に発売されたARBであるが、2006年の慈恵ハート研究発表以降、その凄まじいまでの宣伝広告によって売り上げは順調に伸び、2009年には年間売り上げ1400億円を突破した。

その後、ベーリンガーインゲルハイム／アステラスの「ミカルディス」（一般名＝テルミサルタン）、第一三共の「オルメテック」（一般名＝オルメサルタン）などの発売で競合社が増えたにもかかわらず、常に年間1000億円以上の売り上げを維持し、ディオバンはノバルティスファーマのブロックバスター医薬品（大型ヒット新薬）となった（**図**）。

VART研究――千葉大学

その間にもディオバン関連の臨床研究は、千葉大学のVART研究（VART Study）、名古屋大学の名古屋ハート研究（NAGOYA HEART Study）と相次いで発表され、すでに2007年に発表されていた滋賀医科大学のSMART研究（SMART Study）を加えると5論文に達した。

VART（Valsartan Amlodipine Randomized Trial）研究の論文は2010年10月、ディオバン関連臨床

図　ARBの市場規模（配合剤を含む）の推移

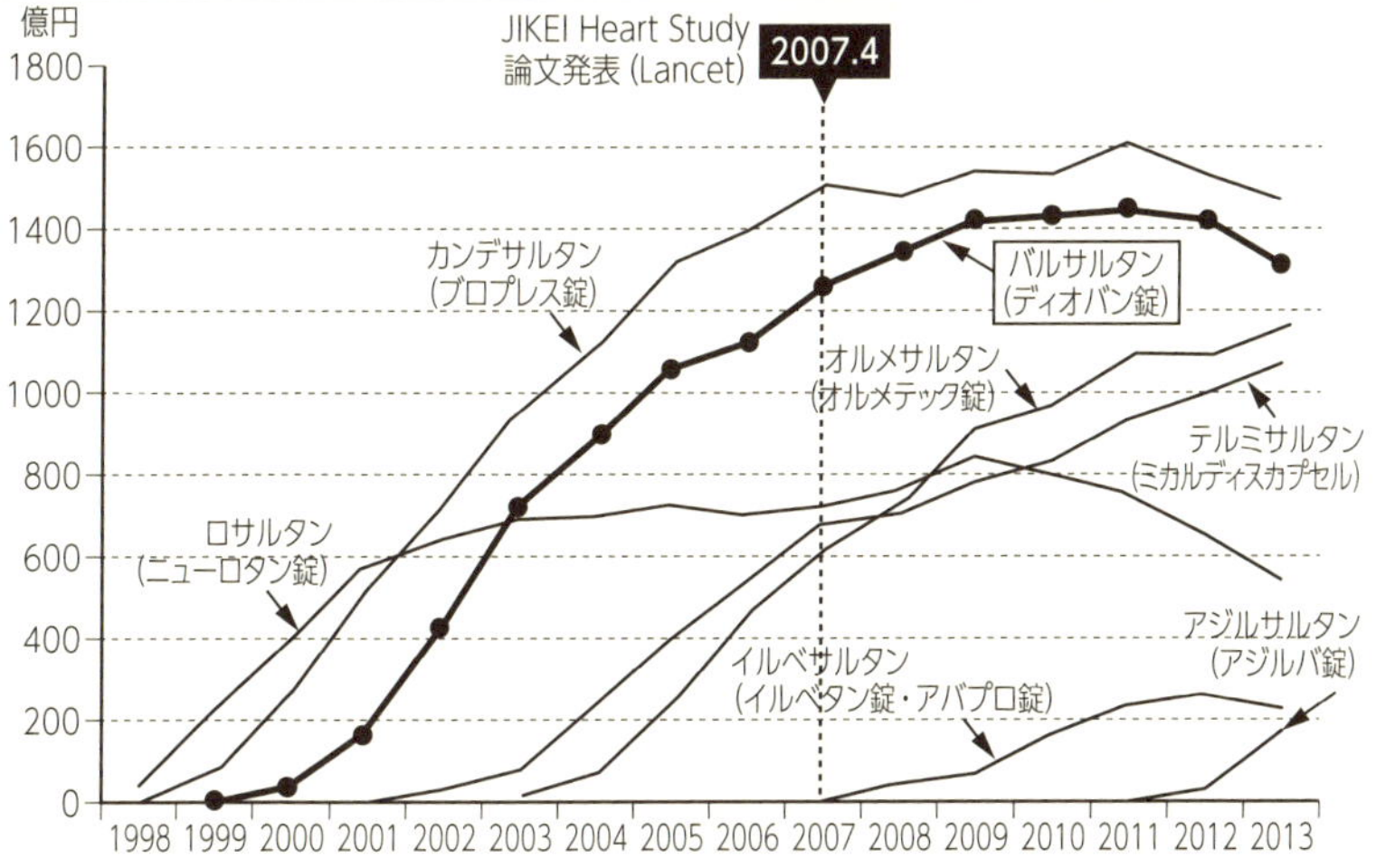

※（　）内は代表的な先発品の名称

中央社会保険医療協議会資料「ディオバン及びその類似薬の薬価と販売額の推移等について」（2014年9月10日）より

研究の第4弾として、日本高血圧学会誌「Hypertension Research」オンライン版で発表された。本研究は高血圧患者に対するディオバンの心血管合併症予防効果をアムロジピンと比較した試験である。研究責任者は試験開始当時千葉大学教授だった小室一成氏。結果は主要（一次）エンドポイント（脳卒中、心筋梗塞、狭心症などの複合）では両群で差がなかったが、副次（二次）エンドポイントである心肥大抑制やアルブミン尿抑制などでディオバンが優れていたというものだった。

VART論文発表直後、私は「循環器トライアルデータベース」で以下のようなコメントを発表した。

本試験は、ARBバルサルタン［＝ディオバン］の心血管イベント予防効果をアムロジピンと直接比較した試験であるが、VALUEやCASE-Jと同様にARBのアムロジピンに対する有用性は見いだすことができなかった。CASE-J試験では併用した降圧薬の数が有意にカンデサルタン群で多いことが数字で示されているのに対して、本試験ではわずかに多かったという非科学的な表現にとどまっている。重要なポイントなのできちんと数字で示すべきであろう。この点や、［左室肥大などの］二次エンドポイントを強調するなど、いわゆる〝SPIN（都合のよい解釈）〟（＊）が多い論文である。

＊「SPIN」とは、臨床試験において主要エンドポイントで試験薬が良好であるという結果が出なかった場合、二次エンドポイントや後付け解析で試験薬に有利な点を探し出し、それを強調することで試験薬が優れていたかのように印象づける手法。企業支援の臨床試験において非

常に多いといわれる。

後日、VART研究の二次エンドポイントには大きな問題が存在することが明らかになる。

名古屋ハート研究——名古屋大学

名古屋ハート研究は、2型糖尿病あるいは耐糖能異常を伴う高血圧患者において、バルサルタンとアムロジピンの有効性を比較した研究で、一連のディオバン関連臨床研究の最後に行われた。主要エンドポイントでは両群で差はないものの、心不全による入院でディオバンが優れていたという結果が2011年4月の米国心臓病学会で発表され、2012年1月9日に高血圧関連の雑誌では評価が高い米国心臓協会の学会誌「Hypertension」にオンラインで掲載された。

研究責任者である名古屋大学の室原豊明教授が血管再生などの実験医学の研究者であることや、教授就任後間もなく試験を開始した点、PROBE法で非客観的エンドポイントを設定している点などが、慈恵会医科大学、京都府立医科大学、千葉大学の臨床研究と共通している。名古屋ハート研究に対しても私は「循環器トライアルデータベース」で以下のようなコメントを発表している。

本研究の結果は慈恵ハート研究や京都ハート研究と異なり、実臨床と乖離のない常識的な結果といえよう。ただし、心不全に対する有用性を強調したいようであるが、〝心不全による入院〟という主治医の判断が作用しやすいエンドポイントは、PROBE法では避けるべきであり、試験薬サイドに配慮した典型的なSPINである。

J-CLEAR副理事長の後藤信哉東海大学教授も2011年7月、「JIKEI-HEART Study[=慈恵ハート研究]以来、バルサルタンに関して科学的に意味不明の臨床試験が多数施行されている。NAGOYA-HEART[=名古屋ハート研究]も臨床的仮説の根拠が不明な奇怪な臨床試験である。「名古屋近郊」の施設にて、オープンラベルの試験を行って、いかなる科学的な臨床的仮説が検証されうるのであろうか? 普遍性を重んじる科学の視点を喪失したデザインの臨床試験の日本からの発表は、日本人の臨床の科学のセンスと能力を疑わせる。同様の試験が今後出ないことを祈念している」(「日本医事新報」2011年7月9日号)と手厳しいコメントを発表した。

第2章

不正発覚
——それは一通のメールから始まった

ディオバンはわが国の五つの臨床研究によって「血圧は同じ、されど心血管予防効果は絶大」という結果を得ることに成功した。ノバルティスファーマは間髪を入れず、凄まじいばかりの宣伝攻勢を展開し、期待通りディオバンの売り上げを伸ばしていった。当時副院長職にあった筆者は診療や会議などで忙殺される日々の中、雑誌や講演会などでＰＲＯＢＥ法の解説とともにディオバン関連論文の異常さを指摘し続けたが、ディオバンの宣伝に荷担する高血圧学会幹部たちによってその声は次第にかき消されていった。

しかしあるとき、一通のメールが届いたことから事態は一転した。

1 2012年3月、新たな局面へ――由井氏の「懸念（Concern）」

突然のメール

2012年3月6日夜、突然、京都大学医学部附属病院循環器内科医師の由井芳樹氏よりメールが送られてきた。由井氏とは数年前に大規模臨床試験に関する国際会議で同席したことがある。その文面は以下のようなものであった。

「たまたまランセットの編集長（chief editor）と話をする機会があり、慈恵ハート研究、京都ハート研究の達成収縮期血圧の平均値／標準偏差の一致に関する確率計算他について書き送ったところ、2カ月して昨日、review（査読）の結果 accept（掲載許可）されたという返事が来ました。proof（校正刷り）前の原稿ですが、先生のご意見をいただければと思いました」という内容である。

さらに3日後には慈恵ハート研究、京都ハート研究に加えて千葉大学のディオバン関連試験VARTにおけるベースライン（試験開始時）血圧値および達成血圧値が、試験薬群（ディオバン群）と対照群とでほぼ完全に一致していることを示した表も送られてきた（**表**）。

確かに表を見ると一目瞭然で、特に京都ハート研究は試験前も治療達成時の血圧も、収縮期血圧、拡張期血圧の平均値と標準偏差が完璧に一致するというあり得ない現象が起こっている。彼の調べたところでは、このような対照群との血圧値の平均値および標準偏差の完全一致は、国内外を含め、高血圧関連の臨床研究の中には皆無だったという。

表　Jikei Heart Study（慈恵ハート研究）、Kyoto Heart Study（京都ハート研究）、VARTの３試験におけるベースライン血圧値と達成血圧値　（カッコ内は標準偏差）

Jikei Heart Study, Lancet 369:1431, 2007
（目標血圧値は130/80mmHg未満）

		ベースライン値	達成値
Valsartan	収縮期血圧値	139.2 (**11**)	**132.0 (14)**
	拡張期血圧値	**81.4 (11)**	76.7 (8)
非ARB	収縮期血圧値	138.8 (**11**)	**132.0 (14)**
	拡張期血圧値	**81.4 (11)**	76.6 (9)

Kyoto Heart Study, Eur Heart J 30:2461, 2009
（目標血圧値は140/90mmHg未満（糖尿病、腎臓病の患者は130/80mmHg未満））

		ベースライン値	達成値
Valsartan	収縮期血圧値	**157 (14)**	**133 (14)**
	拡張期血圧値	**88 (11)**	**76** (11)
非ARB	収縮期血圧値	**157 (14)**	**133 (14)**
	拡張期血圧値	**88 (11)**	**76** (10)

The Valsartan Amlodipine Randomized Trial (VART), Hypertension Res 34:62, 2011

		ベースライン値	達成値
Valsartan	収縮期血圧値	**158** (19)	**135** (13)
	拡張期血圧値	93 (13)	**80 (10)**
Amlodipine	収縮期血圧値	**158** (18)	**135** (14)
	拡張期血圧値	94 (13)	**80 (10)**

由井芳樹「Valsartanを用いた日本の高血圧臨床試験の血圧値に関する統計学的懸念」日本医事新報2012年5月19日号より

ランセット編集者への手紙

由井氏は2011年10月、「ランセット」編集員スペンサー・スチュアート（Spencer Stuart）氏に慈恵ハート研究と京都ハート研究における血圧値の平均値と標準偏差の奇妙な一致について非公式的な文書を送った。

表に示されたように慈恵ハート研究と京都ハート研究において達成収縮期血圧がバルサルタン［＝ディオバン］群と非ARB群とで一致しています。京都ハート研究ではベースラインの収縮期、拡張期血圧値のいずれもが両群で一致しています。非常に奇妙なことです。一致する確率はきわめて低く、慈恵ハート研究の達成収縮期血圧値に関しての計算では3×10^3回に1回ほどのあり得ない確率です。京都ハート研究の収縮期血圧、拡張期血圧の両群一致確率では、ベースラインも一致していることを考えますと一致する可能性は限りなくゼロです。私の知る限り、高血圧関連の臨床試験論文で達成収縮期血圧が一致するのは、この二つのみです。

スチュアート編集員は、由井氏の名前を伏せて慈恵ハート研究主論文著者の望月氏とダーロフ氏にこの件について問い合わせ、「論文では整数で示されているが、小数点以下を表示すると両群の値は異なる。また標準偏差が一致するのは個々の患者での測定値が3回測定の平均値をとっているため変動が少ないからである」との回答を得た。

スチュアート編集員はランセット誌上に由井氏のConcern（懸念）と論文著者からの回答を同

時掲載するべきと考え、双方に公式な執筆依頼を送付した。しかし数カ月たっても望月氏側からは正式回答がないため、同年11月、由井氏に対し、このConcernを知ることは読者にとって有益との考えから、ランセット誌へのLetterの投稿を促した。

ランセットに「懸念（Concern）」が掲載

２０１２年３月にLancet Peer Review Teamから由井氏に対して、Correspondence letterは「ランセット」オンライン版にacceptされたとの連絡があり、２０１２年４月14日号のランセット誌についに由井氏の懸念（Concern）が掲載された。英文のまま掲載する。

In the Jikei Heart Study, the mean and SD of achieved systolic blood pressure（SBP）between the valsartan group and the group assigned conventional treatment without angiotensin-receptor blockers（ARBs）is the same. This finding seems strange to me. The reasons for my concern are as follows.

The probability of both mean and SD in the two study groups being the same is rare. To my knowledge, of the many hypertensive trials, including my JMIC-B trial, the mean and SD of achieved SBP is equal in both study groups only in the Jikei Heart Study and the Kyoto Heart Study（also a valsartan and non-ARB trial）. In the Jikei study, the baseline diastolic blood pressure（DBP）is also equal between groups, and the baseline SBP and DBP are also the same in the Kyoto Heart Study. Additionally, the achieved mean and SD of DBP in the Valsartan

Amlodipine Randomized Trial is the same between the valsartan and amlodipine groups.

In the Jikei Heart Study, the coincidence of identical means and SDs for achieved SBP suggests that the normal distribution of the two groups is the same, because the normal distribution is determined by mean and SD; this is very odd. In other words, a randomized but heterogeneous population becomes homogeneous after a 3-year drug intervention. This ought to be the other way round.

On a different note, the significant effectiveness of valsartan on angina pectoris in this study and the Kyoto Heart Study is different from that found in other ARB trials and daily clinical practice.

（慈恵ハート研究では、バルサルタン群と非ＡＲＢ群の達成収縮期血圧値が同じです。このような現象は不思議です。私の懸念は以下のようなものです。

比較した二つの治療群の血圧値の平均値と標準偏差が同じになる確率は稀です。私の知る限り、私の関与したＪＭＩＣ－Ｂ研究を含め多々ある高血圧治療に関する臨床試験の中で、慈恵ハート研究と京都ハート研究（これもまたバルサルタンと非ＡＲＢの試験）のみが達成収縮期血圧値が同じになっています。ベースラインの血圧値でも慈恵ハート研究では両群の拡張期血圧値が一致していますし、京都ハート研究では収縮期血圧、拡張期血圧とも両群で一致しています。さらにValsartan Amlodipine Randomized Trial（ＶＡＲＴ）でも達成拡張期血圧値と標準偏差が同じになっています。

慈恵ハート研究で、達成収縮期血圧値の平均値と標準偏差が一致しているということは二つの群の正規分布が同じであることを意味しています。正規分布は平均値と標準偏差で決まるからです。

このようなことは非常に奇妙です。言い換えれば、ランダム化された異質なグループが3年間の治療介入で同質の集団になったことを意味します。これではあべこべで理屈に合いません。

それから、狭心症に対してバルサルタン群の方が有意に予防効果が優れていたという慈恵ハート研究と京都ハート研究の結果は、他のＡＲＢ関連試験や日常診療の経験とは異なっています。）

日本の学会や専門誌でも懸念を発表

私はＪ-ＣＬＥＡＲ理事長として、慈恵ハート研究への「懸念」がランセット誌に掲載されるという事実を日本の臨床医にも一刻も早く知らせる必要があると考え、その内容をわが国の学会や「日本医事新報」で発表するよう由井氏に依頼した。

たまたま２０１２年3月16日から福岡市で開催された日本循環器学会学術集会で、私の提案による「ＡＲＢの12年を総括する――降圧を超えた心保護効果はあったのか？」がコントラバーシー（討論）セッションで採択され、自ら座長を務めることになっていた。そこで特別発言として由井氏に、ランセット誌に投稿した奇妙な数値の一致について発表してもらった。会場にはマスコミ関係者も多くいたため反響は大きく、その日のうちに何件かの問い合わせがあった。

由井氏は「日本医事新報」に「Valsartan［＝バルサルタン］を用いた日本の高血圧臨床試験の血圧値に関する統計学的懸念」と題する論文を投稿し、同論文は２０１２年5月19日号のＯＰＩＮＩＯＮ欄に掲載された。さらに、医学出版の「月刊循環器」から私に企画編集の依頼があったことから、由井氏に「日本で行われたバルサルタン臨床試験の統計的異質性」の執筆をお願いし、その論文が同誌2012年11月号に掲載された。

2 高血圧学会幹部たちの反論

広告座談会で反論した4人

ディオバンの記事広告に頻回に登場していた日本高血圧学会幹部の堀内正嗣氏（愛媛大学）、森下竜一氏（大阪大学）、小室一成氏（大阪大学＝当時）、光山勝慶氏（熊本大学）ら4人は、由井氏が指摘した血圧値の奇妙な一致に関して、医師向け月刊誌の広告座談会で反論した（Pharma Medica. 2012 : 30（7）: 92-7）。「日本人高血圧患者におけるARBバルサルタンのエビデンスを再確認する」と題するこの座談会は、ランセット誌に掲載された由井氏の懸念（Concern）に対応するためノバルティスファーマの提供により急遽企画されたものである。

冒頭、司会の堀内氏が、「日本人におけるバルサルタン［＝ディオバン］のエビデンスを再確認したい」という言葉で切り出し、由井氏の統計学的懸念に関する討論に入っていく。

まず、VART研究責任者の小室氏が「VARTではJIKEI HEART Study［＝慈恵ハート研究］やKYOTO HEART Study［＝京都ハート研究］と同様に、最小化法により無作為化を行っています。最小化法を用いると試験開始時のデータは、両群で非常によく一致します。特に日本人という均一集団で、除外基準も厳しく作り、降圧目標を決めて丁寧に治療を進め、脱落を除外してから標準偏差を求めると、両群で同じような血圧値になりやすいと考えています」と発言すると、光山氏もこれに同調し、「日本人を対象とし、なおかつ丁寧な臨床試験を行った結果、このような平均値と標準偏差が得られたということですね」と述べている。

さらに小室氏が「ＶＡＲＴには開業の先生方に多く参加していただいたこともあり、大多数の患者さんに2週間に一度くらいの間隔で受診していただきフォローすることができました。このように非常にこまめに血圧値を調整できるのも日本の臨床試験の特徴だと思います」と述べると、堀内氏は「日本の臨床試験は、降圧目標に沿って海外よりは短い受診間隔で投与量を調整するので、試験終了後の血圧の平均値が両群で同じ数値に収斂していくということですね」と応じ、光山氏は「平均値や標準偏差が同じだということは、その臨床試験が成功したということの証でもあると思います」と言い切っている。あたかも他の大多数の臨床試験が丁寧に行われておらず、ディオバン関連試験だけが丁寧に行われたかのような発言である。

森下氏も、薬剤のこまめな追加による調整をしていることや受診間隔が短いことが両群の血圧値を近似させていると繰り返し述べており、堀内氏は「それが今回、本投書［＝由井氏のConcern］が指摘した懸念に対する回答になりますね」と結んでいる。

本座談会ではまた、狭心症をエンドポイントとして含めたことがディオバン有利に作用したとの私の指摘に対しても反論している。

堀内氏　ＫＹＯＴＯ ＨＥＡＲＴ Ｓｔｕｄｙでは狭心症診断のために冠動脈造影まで実施しており、症状などから診断する海外のデータよりも信頼性が高いと思います。

小室氏　狭心症は客観的な診断が難しいということで、海外ではソフトエンドポイントとされていますが、ＪＩＫＥＩ ＨＥＡＲＴ ＳｔｕｄｙとＫＹＯＴＯ ＨＥＡＲＴ Ｓｔｕｄｙともに入院を要する狭心症をエンドポイントとしています。ＫＹＯＴＯ ＨＥＡＲＴ Ｓｔｕｄｙでは今、堀内先生がおっしゃったように冠動脈造影まで行って診断しているので、ある程度客観的に信頼できるのではないかと考えています。

小室氏、堀内氏らのこの座談会における発言は、冠動脈造影を実施したり、入院を決定すること自体に恣意性が存在することを認識しておらず、両氏の臨床経験の乏しさを窺い知ることができる。

学会大御所も「圧倒的なエビデンス」と擁護

月刊誌「日経メディカル」は、「押さえておきたいトライアル」という特集を２０１２年夏に組んだ。医師として知っておくべき各分野の重要な臨床研究を一つずつその分野の専門家に選ばせて、その臨床的な意義を解説するという企画である。

高血圧の領域では、高血圧学会の会長を前年に務めた大御所Ｓ教授が登場し、なんと慈恵ハート研究を選んでいるのである。Ｓ氏はディオバン関連の臨床試験を選んだ理由について

「圧倒的なエビデンスである。様々なレベルのcardiovascular continuum（心血管イベントの連鎖）で構成されていて日本人だけでもかなりの症例数なので、メタ解析することで到達血圧値［＝達成血圧値］とイベントの関連など、貴重なデータが得られると思う」と指摘した。

さらに慈恵ハート研究は、日本人高血圧患者に対するARBディオバンの優れた降圧効果と臓器保護効果を支持したトライアルと絶賛した上で、PROBE法であること、ソフトエンドポイントがアウトカムに含まれることは「全く問題がない。そのような試験であるという視点で解釈すればよい」との見解を示し、同じような臨床試験、つまり京都ハート研究でも同様の結果が出たことで相互に結果を裏付けており、再現性が確認できたと述べている。

すでにディオバン関連の臨床試験に対する疑義が話題になっている時期にこのような考えである。本心からの発言とすれば高血圧の専門家らしからぬ発言であり非常に残念なことである。あるいは企業へのサービス精神を発揮しているのかもしれないが、そうだとすれば、残念を通り越して情けない限りである。

ガイドライン作成責任者までも

また、日本高血圧学会のガイドライン作成にも責任者として携わっているやはり学会の大御所は、由井氏の達成血圧値が一致していることへの疑念に対して、学会会員が大勢集まる会議の中で、「臨床試験の中で、血圧をあるレベルまで下げようとしているのであるから、両群が一致するのはなんら不思議ではない」と言い切っている。

しかし、試験のプロトコールでは、両群の血圧値はあるレベル、例えば135／80㎜Hgに下げるというワンポイントの血圧値を目標とする、といっているのではなく、血圧を140／90㎜Hg未満、糖尿病・腎臓病では130／80㎜Hg未満に下げることを目標とする、と記載しているのである。ということは、上記の血圧値未満であればどのレベルでもよいのであり、お互いに見えていない対照群の血圧値と波長を合わせたようにピタッと一致することなどはほとんどあり得ないのである。しかも、収縮期血圧、拡張期血圧の平均値に加え、標準偏差値まで完全一致というのは、二階から目薬の確率どころか、スカイツリーから目薬ほどのあり得ない確率なのである。由井氏の計算によれば、4試験で両群の一致が生じる確率は「6561分の1」だという（「医薬経済」2013年10月1日号）。

3 VART研究の「奇妙な一致」をめぐる論争

小室氏らの反論

由井氏は、慈恵ハート研究、京都ハート研究のほかに、千葉大学で行われたVART研究についても血圧値の一致に対する疑義を「日本医事新報」と「月刊循環器」で発表している。

その疑義に対して、千葉大学側の佐藤泰憲氏、高野博之氏、小室一成氏らは「日本医事新報」2012年10月27日号で以下のように反論した。

VARTでは、降圧を超える効果（beyond lowering pressure effect）の比較が目的であるため、登録時の収縮期・拡張期血圧（ベースライン値）が両群で差がないようにするとともに、試験終了時の収縮期・拡張期血圧（達成値）も両群で差がないようにすることを、試験計画で定めている。

すなわち、被験者の割り付けにおいては収縮期血圧を割付因子に入れた最小化法［＝両群間における男女差、年齢層の差など臨床的背景の偏りを調整しながらどちらかに割り付ける方法］を採用している。また、事前に降圧目標値（140／90㎜Hg未満）を定め、来院ごとに患者の血圧を測定し、図1［＝略］に示す投薬スケジュールで、降圧目標を達成するように介入を行うことを定めている。

小室氏らはこう述べた上で、ベースライン時の群間差が小さいこと、達成値の群間差が小さいことについてシミュレーションを用いて検討。さらに類似の他の臨床試験の群間差がPROBE法と二重盲検法でどの程度違うかもメタアナリシスで検討し、その結果として、血圧値の群間差がないことをもってVARTの結果の信頼性に懸念があるとした由井氏の指摘は当たらないと結論づけている。

しかしこの反論は由井氏によってあっさりと一蹴されてしまう。

由井氏による再反論

「日本医事新報」2012年12月1日号に由井氏の再反論の論文が掲載された。

由井氏はまず、血圧値の一致に対する疑義は、ＶＡＲＴ研究のみでなく、慈恵ハート研究、京都ハート研究、ＳＭＡＲＴ研究という、日本のディオバン関連の試験のみが試験薬群と対照群の血圧値が一致する奇妙さを指摘したものであり、この点に対する回答ができていないと反論した。

千葉大学の佐藤氏らが、レニン‐アンジオテンシン系抑制薬に関する20の臨床試験についてメタ解析を行った海外論文を引用し、2群間の差について検討したところ、ＰＲＯＢＥ法の方が二重盲検法よりも平均値の群間差が小さくなる傾向があると説明していることに対しては、メタ解析論文のグラフからの数値の読み取りを定規で計測することは適切でないと指摘した。佐藤氏らが行ったシミュレーションに対しては、「条件が該当する過去の臨床試験で検証する必要がある」とし、一致確率の計算は収縮期血圧のみでなく拡張期血圧についても行うべきであると指摘している。

また佐藤論文では、両治療群で用いられた薬剤の降圧力と薬理作用という因子をモデル計算に入れていないことも問題だとし、由井氏はこう結んでいる。

小室一成先生を試験代表者とするＶＡＲＴ関係者の今回の真摯な検討と説明には敬意を表する。しかし、シミュレーションによりＶＡＲＴのａＳＢＰ［＝達成収縮期血圧］の平均値一致、ａＤＢＰ［＝達成拡張期血圧］の平均値と標準偏差の一致が説明できているとは考え難い。他の３試験についても同様である。まず、過去の多数の臨床試験を使ってシミュレーションの妥当性を検証した成績を示した後にＶＡＲＴの確率推定に使用すべきである。

4　ネットで探し当てたS氏の正体

「ノバルティス社員の疑いがある」との情報

２０１２年の正月明けに、慈恵ハート研究とＶＡＲＴ研究の２論文に統計担当として名を連ねているNobuo Shirahashiという人物は、所属は大阪市立大学医学部となっているが、実はノバルティスファーマの社員の疑いがある、との情報が知人からのメールで伝わってきた。

ネットでこれに相当する日本人の名前をいろいろ変えながら探し回っているうちに、３月のある日、ついに、関西地区の講演会一覧のサイトに「白橋伸雄　ノバルティスファーマ株式会社」と記載されているのを発見した。その中には、２００１年11月24日に南海サウスタワーホテルで開かれたノバルティスファーマ主催の医師向け講演会で、「大規模臨床試験を統計学的見地から読む」と題した講演を行っていることも記載されていた。興奮しながらさらに検索するうち、武庫川女子大学の講師としても名を連ねていることが分かった。

京都ハート研究に関しても、別の知人からの情報により、主論文にはShirahashiの名前は載っていないが、その試験計画を掲載した論文（Journal of Human Hypertension. 2009；23：188-95）には統計担当として名前が載っていることも判明した。

エンドポイント委員会などに同席

2012年5月下旬、ディオバン関連の委員会のメンバーとしても関わった某大学関係者から、大阪市立大学客員講師とされているShirahashi氏は、ノバルティス社員であり、その人物がディオバン関連臨床試験のエンドポイント委員会、プロトコール委員会など臨床試験に関係するすべての委員会に同席していたとの情報を入手した。

白橋氏はエンドポイント委員会で、イベントとして送付されてきた書類が入った封筒を各委員に配布するなど事務的な業務も手伝っており、驚くことにその封筒は開封された状態であったという。

5 日本循環器学会、動く

2012年秋――永井氏との出会いが大きな転機に

事件の進展がみられない状況に焦燥感を抱き、問題解決には企業の手垢のついていない日本循環器学会幹部に申し立てをする以外に方法はないと私は考えていた。その機会がついにめぐってきた。2012年9月14日から金沢市で開催された日本心臓病学会の会場で、日本循環器学会代表理事である永井良三東大名誉教授と話す機会を得ることができたのである。

その頃、永井氏は東京大学教授を退職し、自治医科大学学長に就任したばかりであった。東大教授時代は学会などですれ違ってもゆっくり立ち止まって話すことはほとんどなかったが、退官後の余裕のためか、珍しく30分ほどロビーで話をすることができた。

その中で私は、今回のディオバン問題について由井氏による疑義がランセット誌に掲載されたことや、臨床研究の統計はノバルティスファーマ社員が行った可能性が高いことを報告し、日本循環器学会として、わが国の医学の信頼性を保つためにきちんと対応すべきではないかと訴えた。

永井氏は、同年8月の欧州心臓病学会（ESC）において循環器病学の発展に寄与した医学者に与えられる、世界で3人のゴールドメダル受賞者の一人として選出された人物である。企業とのつきあいも節度をもって行っており、ノバルティスファーマ関連の広告でも見かけたことがない。わが国の循環器関連の学会において、本当の意味でのアカデミアを維持しようとするわずかな研究者の一人であると考えていた私は、彼の学究心と清廉性に賭けてみたのである。

永井氏は、期待に違わずこの問題に対して強い関心を示し、後日私から資料を送付することを約束して別れた。帰京後、由井氏の論文をはじめ、私が保有している関連資料をまとめて永井氏に送付した。

永井氏とのこの出会いが、事態を大きく動かす転機になった。

そこに新たな援軍が――興梠医師による異常数値の発見

程なく、某所から思いがけない情報が入ってきた。それは、永井教授門下だった東京大学の興梠貴英医師が、日本循環器学会誌「Circulation Journal」に掲載されている京都ハート研究のサブ解析論文の表の数値に奇妙な点があることを指摘したのである。

この論文は糖尿病症例でのバルサルタン（ディオバン）の有用性を検討したサブ解析論文（英文表記）であるが、その中の患者背景を示した表の電解質の記載にあり得ない数値が多数記載されていたというのである。

血清カリウム値の平均値と標準偏差をみると、「4.5±9.3」や「4.4±6.8」などの異常な数値が記載されている。また血清ナトリウム値でも「143±41」や「143±30」といったあり得ない記載が数カ所ある（**表**）。標準偏差は検査値のばらつきを示すものであり、その値が「4.5±9.3」ということは、血清カリウム値が「8.0mmol/L」や「0.5mmol/L」といった、生体ではあり得ない値の患者が少なからず存在することを意味する。

表　「糖尿病合併高血圧例におけるバルサルタンの心血管合併症および死亡に対する効果――KHSサブ解析」の論文にみられた血清ナトリウム値、血清カリウム値の異常な標準偏差値（血清K値、Na値の単位：mmol/L=mEq/L）

	登録時の検査データ					
	糖尿病群			非糖尿病群		
	全患者 n=807	ディオバン群 n=401	非ARB群 n=406	全患者 n=2224	ディオバン群 n=1116	非ARB群 n=1108
血清Na値（mmol/L）	146±13	141±13	150±16	143±30	143±41	142±13
血清K値（mmol/L）	4.5±3.9	4.5±5.0	4.4±2.2	4.4±6.8	4.5±9.3	4.3±2.2

Kimura S, et al：Cir J. 2012.【撤回】より一部改変

これだけにとどまらない。慢性腎臓病（ＣＫＤ）有無のサブ解析論文（Amano K, et al : International Journal of Cardiology. 2012 Feb 13. pii : S0167-5273）では、ＣＫＤ群と非ＣＫＤ群のｅＧＦＲ値はそれぞれ「48ml/分/1.73m^2」と「78mL/分/1.73m^2」で非常に大きな差であるにもかかわらず血清クレアチニン値がそれぞれ「0.9mg/dl」と「0.8mg/dl」とほとんど差がないという奇妙な数値が指摘されたのである。ｅＧＦＲと血清クレアチニン値はいずれも腎機能を反映する指標であり、一般的には両者に大きな乖離はない。

興梠氏とその上司である山崎力教授は２０１２年11月初旬、本論文への疑義について、「Circulation Journal」の編集委員長である下川宏明東北大学教授にletter to the editorの形で提出した。

この告発を受けて日本循環器学会は、下川編集委員長と代田浩之医療倫理委員長（順天堂大学教授）を中心に調査を開始し、責任著者に対して血清電解質値などの疑義に対する回答を求めた。これに対し著者らは同年12月中旬、主論文とサブ解析5論文の計6論文すべてのデータについて、数値の位取りや解析法に誤りのあることを指摘した第三者機関の調査結果を学会に提出してきた。

同月下旬、京都ハート研究の研究責任者の松原弘明氏と事務局責任者の沢田尚久氏およびサブ解析論文執筆者は、学会のヒアリングに対し一貫して「入力ミス」と主張した上で、学会誌掲載の2本のサブ解析論文の取り下げを申請した。

日本循環器学会は同月、事実関係を調査するよう京都府立医科大学学長に要請したが、翌

2013年1月、サブ解析論文に掲載された異常値は「故意の捏造」とは認められないとの回答が送られてきた。これに対して学会は、大学での調査委員会の立ち上げとオリジナルデータの検証が必要ではないかと指摘した。学会はさらに4月中旬に2日間にわたり、京都ハート研究のデータ管理とイベント判定の実態について、大学関係者や学外のエンドポイント委員から状況の報告を受け、その結果、データ管理体制の不備が疑われたため、大学とノバルティスファーマに対して、あらためて詳細な調査が必要と指摘した。

異常数値は、確かに研究者たちが主張するように小数点の入れ忘れなどの入力ミスによる桁数の違いが多数あったようである。しかし、興梠氏による異常数値発見は、京都府立医科大学に調査を促し、論文撤回のきっかけをつくったという点でまさに「瓢箪から駒」だったのである。ランセット誌に対する由井氏の告発とともにディオバン問題の真相究明に貢献した非常に大きな業績である。

6 京都ハート研究関連論文、相次いで撤回

「数多くの重大な誤りがある」

2012年の暮れも押し詰まった12月28日、「Circulation Journal」の下川編集委員長は、次

のように、学会誌に掲載されていた京都ハート研究の二つのサブ解析論文の撤回を発表した。その理由として「データ解析において数多くの重大な誤りがある」（contain a number of serious errors in data analysis）ことを挙げた。

Urgent Announcement From the Editor-in-Chief Concerning Article Retractions（Hiroaki Shimokawa, MD, Phd）

1）Shinzo Kimura, Takahisa Sawada, Jun Shiraishi, Hiroyuku Yamada, Hiroaki Matsubara ; for the KYOTO HEART Study Group. Effects of valsartan on cardiovascular morbidity and mortality in high-risk hypertensive patients with new-onset diabetes mellitus : Sub-analysis of the KYOTO HEART Study. Circ J 2012 September 12［Epub ahead of print］.

2）Jun Shiraishi, Takahisa Sawada, Shinzo Kimura, Hiroyuki Yamada, Hiroaki Matsubara ; for the KYOTO HEART Study Group. Enhanced cardiovascular protective effects of valsartan in high-risk hypertensive patients with left ventricular hypertrophy : Sub-analysis of the KYOTO HEART Study. Circ J 2011 : 75 : 806-814.

次いで2013年2月1日、欧州心臓病学会も京都ハート研究の主論文を撤回するとの声明を発表した。

The article has been retracted by the journal. Critical problems existed with some of the data reported in the above paper.

（論文は撤回された。論文中のデータのいくつかに重大な問題がある）

京都ハート研究の主論文と二つのサブ解析論文が相次いで撤回されたことを受け、研究責任者である松原弘明教授は2月5日に「撤回を深く受け止め、今後は堅牢な研究実施体制を構築していく」との見解を発表した（朝日新聞）。

日本循環器学会の動きは素早く、2月19日には、「心筋梗塞二次予防に関するガイドライン」から該当論文の引用部分を削除した。

激しいマスコミ攻勢――海外からも

京都ハート研究の二つのサブ解析論文撤回のニュースは、世界有数の経済誌である「フォーブス」2013年1月8日号に掲載され、辣腕医学ジャーナリストとして知られるラリー・ハステン（Larry Husten）記者の記事によって世界に発信された。そして主論文も撤回となった2月以降はわが国のメディアも慌ただしくこの問題に関心を示し始めた。

まず毎日新聞、朝日新聞が先陣を切り、続いて読売新聞、産経新聞などの一般紙が報道を開始した。また「医薬経済」などの医薬業界誌もこの問題を追跡し始めた。

さらには、テレビ局やラジオ局なども後を追い始め、私への電話攻勢も日増しに激しくなっていった。

「フォーブス」や「ウォール・ストリート・ジャーナル」などの海外メディアからも電話やメー

ルでインタビューが入るようになり、グローバル企業が関与した不正疑惑としてそのニュースは世界に広がっていったのである。

7 松原氏の基礎論文にも多数の不正

重複投稿も

松原氏の過去の研究論文に関しては、2011年6月頃から、ネット上の掲示板や大学当局への匿名の告発によって、前任地の関西医科大学時代を含めて、画像の改竄や使い回しなどの多数の不正があることが指摘されていた。それらの告発を受けて京都府立医科大学は調査委員会を設置。京都ハート研究論文不正疑惑で世間が大騒ぎしているさなかの2013年4月11日、その調査結果が大学側から発表された。

それによると、2001年〜2011年に松原氏が関与した血管再生に関わる基礎論文のうち、合計14の論文の中に52カ所の画像の流用や意図的な加工があることが判明した。そのうち2本は、内容が同じなのにタイトルと共著者だけが変更されており、重複投稿と認定された（毎日新聞）。撤回された基礎論文は、ほとんどが関西医科大学講師時代の論文である（233頁参照）。

辞職へ

松原氏は辞任を余儀なくされ、2013年2月27日、京都府立医科大学に辞表を提出し、直ちに受理された。松原氏自身は辞表提出にかなりの抵抗を示し、医局員の前で悔しさをにじませたという。大学側も、基礎研究論文の不正のあまりの多さと、京都ハート研究の疑念についてかばいきれない状況に陥ったと考えられる。辞任という形であるため、退職金は一旦支払われたが、同年4月11日、京都府立医科大学は、松原氏に退職金の全額返納を求めるとともに、監督責任者として学長や附属病院長の処分も発表した。実質的には懲戒解雇である。

基礎論文不正疑惑に対し松原氏は代理人の弁護士を通じて、「改竄、捏造をしていないし指示もしていない。事実認定の手法は杜撰で、適正な調査とはいえない」と反論した（読売新聞）。

8 京都府立医大が調査結果発表、驚きの事実が…

永井、下川両氏の熱意

日本循環器学会の下川編集委員長は2012年暮れに、京都ハート研究に関する調査依頼を京都府立医科大学の学長宛に提出していたが、2013年1月に届いた学長からの回答は、「事情聴取の結果、故意の捏造などは認められなかった」とする紙切れ一枚のみだった。永井、下川両氏らはその回答では納得せず、詳細な調査が必要と判断した。2月15日付で学長宛に送った文書で「入力ミスとするには誤りが多数であり、結論部分に影響しているのではないか」として、大学関係者以外の外部委員を交えた調査委員会を設けて詳細に調査するよう要請した。

２０１３年５月、京都府立医科大学は、外部調査機関として公益財団法人先端医療振興財団臨床研究情報センター（ＴＲＩ）を選定して調査を依頼した。ＴＲＩは神戸医療産業都市構想に基づいて、基礎研究から臨床応用へのトランスレーショナルリサーチを推進するために設立された研究施設であり、センター長はがんの専門家で臨床研究に対しても厳しい姿勢で知られる福島雅典氏である。

意図的な改竄が明らかに

同年7月11日、約2カ月にわたるＴＲＩによる詳細な調査の結果が、京都府立医科大学側によって発表されたが、その内容は驚くべきものであった。

調査可能であった２２３例のうち、イベント発生が実際はなかったのに「ある」ように改竄された例は、ディオバン群が4例であるのに対し非ＡＲＢ群では20例。逆に実際にはイベントがあったのに「イベントなし」と改竄された例がディオバン群9例、非ＡＲＢ群はたったの１例であった（82頁で詳述）。明らかにディオバン有利にするための意図的な改竄が認められたのである。

9 慈恵医大も調査開始、論文撤回へ

週刊誌記事がきっかけ

慈恵ハート研究については2012年4月14日にランセット誌上に由井氏のConcernが発表されており、私も2008年には日本医事新報誌上で疑義を呈していた。にもかかわらず、慈恵会医科大学の動きは全くみられなかった。

慈恵会医科大学を動かしたのは、2013年5月3日号（4月19日発売）の写真週刊誌「フライデー」の記事「ドル箱降圧剤の論文撤回『有名教授（京都府立医大）と製薬会社（ノバルティスファーマ）の闇』」といわれている。この記事の中では、「実は慈恵医大も、2007年に松原氏の結果と酷似した内容のバルサルタンの論文を発表しているが、この統計解析に携わったのもS氏です。今後慈恵医大の論文にも不正が見つかれば、さらなる大スキャンダルに繋がる可能性もある」という私のコメントが記載されていた。

一般週刊誌に掲載されたことで慈恵会医科大学もようやく調査に乗り出し、外部委員3名を含む9名で構成された調査委員会がスタートした。

両群の収縮期血圧が130に近づくように操作

そして、同年7月30日に調査委員会の中間報告書が発表された。試験終了から相当の年月が経過していることから元データの収集には限界があったが、最終的に485人分の患者カルテを入手し、「(最終統計用データにあった47件のイベントについては) 人為的なデータ操作は行われておらず、論文中のイベントデータはおおむね正しいと判断する」との結論をまとめた。しかし後日これが誤りであることが判明するのである。

血圧値の奇妙な一致の問題については、調査の結果、収縮期血圧において130㎜Hgに近づくように、最終統計用データの段階でいずれも10の位で恣意的に値が増減されていた。検証可能と判断された3081名の大学データで2群間の収縮期血圧の統計解析を行ったところ、有意な差がみられたことから、治療期間中に2群間の血圧値に有意差が生じないように値を操作した可能性が考えられた。

ランセットが撤回を表明

この調査委員会報告を受けて、ランセット誌は2013年9月7日付で正式に慈恵ハート研究の論文の撤回を表明した。

These findings indicate that there is now sufficient doubt as to the integrity of the Jikei Heart

Study and the obfuscation over affiliation of the study statistician for The Lancet formally to retract the paper from the scientific record.

（慈恵ハート研究の誠実さと試験の統計解析者の所属が不明瞭であることに大きな疑念がある。これらを考慮し、ランセットは公式に同論文を撤回する）

慈恵会医科大学の調査委員会は、中間報告から1年以上経過した２０１４年12月12日に最終報告を発表した。その中でさらに驚愕の事実が発覚するのであるが、それについては第３章で詳しく述べる。

10 滋賀医大論文にも飛び火

SMART研究責任者が強く抵抗

SMART（Shiga Microalbuminuria Reduction Trial）研究は、２００７年に米国の糖尿病学会誌「Diabetes Care」30巻6号に論文が掲載された臨床研究である。高血圧を合併した2型糖尿病症例を対象に、ARBディオバンの微量アルブミン尿抑制効果についてカルシウム拮抗薬アムロジピンと比較し、ディオバンの方が優れていたという結果を示した。滋賀医科大学とその関連病院で行われた日本のトライアルで、主任研究者は滋賀医科大学副学長（当時）の柏木厚典氏。症例数が153例と非常に少なく、短報（Brief report）という形での発表であったため、あまり注目されなかった。

私は「循環器トライアルデータベース」のサイトにおいて、データの不十分さ、対象症例の少なさなど諸々の点で「エビデンスとしての説得力は弱い研究である」とコメントしていた。しかし京都ハート研究の問題が発覚してから、本研究にもノバルティスファーマ元社員である白橋伸雄氏が研究者の一人として記載されていることがメディアの知るところとなり、大学として調査することとなった。

大学は積極的に調査に乗り出し、尿中アルブミン／クレアチニン比（ACR）値について論文データとカルテとの不一致が10・1％にも及ぶことや、複数のノバルティスファーマ社員が試験に関与したことも明らかにした。

柏木氏は大学側の調査に対して、「人為的ミス（意図的ではないヒューマンエラー）である」と強く抵抗したという。2013年9月27日、面識のない私の職場にも電話があり、人為的ミスを証明する手段について相談があった。よほど追い詰められていたのであろうが、私は「第三者の公平な判断を待つ以外にない」と答えた。

論文撤回、そして副学長辞任

大学側の調査結果を受けて、「Diabetes Care」は2014年1月17日、科学的に不適切であるとの理由によりＳＭＡＲＴ研究論文の撤回を一方的に通知した。日本高血圧学会誌も２０１４年２月、２００８年掲載のサブ解析論文を著者からの申し出により撤回すると発表した。これらを受け、柏木氏は副学長および附属病院長を辞任した。

11 日本医師会、そして国が動いた

日本医師会を訪問

ディオバン関連臨床研究に関わる一連の不正疑惑からは、製薬企業が、薬を処方する側である医師を欺いている可能性が浮かび上がってくる。そのため私は、医師の総本山である日本医師会としても適切な対応が必要と考えていた。そこで、かねて面識のあった今村聡副会長に面談を申し込んだ。

２０１３年４月18日、私は慈恵ハート研究と京都ハート研究に関する膨大な資料を携えて、東京・文京区本駒込にある日本医師会本部を訪れた。そして、到達（達成）血圧値の奇妙な一致などデータが操作された可能性や、作成に製薬企業の社員が関与している可能性があることなどについて資料を提示しながら説明した。

今村副会長は、それらの誤った医療情報が各地の医師会講演会や医療系雑誌などで宣伝された事実は看過できないとし、日本の医療が国民の信頼を失いかねない問題との認識を示した。そしてこの件についてノバルティスファーマから日本医師会に対して説明がなされていないことに対しても憤慨した。

今村副会長は、事の重大性から速やかに本件に関する担当者を決め、私との連絡係に任命した。

日本医学会、日本医師会が相次いで会見

日本医学会も日本医師会とともに本案件に速やかに対応することを決めた。

日本医学会は、日本医師会との連携のもと、わが国の医学研究の促進と医療水準の向上を目的として活動している、数多くの学会を傘下に置く組織である。

２０１３年5月24日、日本医学会の高久史麿会長と日本循環器学会の永井良三代表理事（当時）が共同で記者会見を行い、バルサルタン（ディオバン）の医師主導臨床研究について日本医学会としての見解を発表した。

見解の中で日本医学会は、ディオバン関連大規模臨床試験を実施した5大学に対し第三者的な調査委員会の設置とデータの再検証を求め、製薬企業に対しては関係大学・講座、個人などへの金銭関係の積極的公表、社会に向けた調査結果の適切な報告を求めた。

日本医師会も5月29日に見解を発表し、論文にノバルティスファーマ社員が関与していることやデータ捏造疑惑が一般紙で報道されていることに鑑み、患者の健康に重大な影響を与えかねないこと、医療に対する国民の信頼を失墜させる可能性があること、また、疑惑のある薬剤

に対する莫大な費用が保険料や窓口負担で賄われていることから遺憾の意を表した。ノバルティスファーマに対しては、広く医師、患者、国民への説明責任を果たすこと、本件に関する正しい情報を提供することを求めた。

その後、全国の医療機関の間では、東京都済生会中央病院、徳洲会グループの病院など、ディオバンおよびその配合錠の採用を中止する動きが相次いだ。

こうした日本医師会、日本医学会、一部の医療機関の動きを受け、ついに国もディオバン問題の調査に乗り出した。2013年8月、当時の田村憲久厚生労働相の指示により、厚生労働省内に本件の調査委員会が設置されたのである。

高血圧学会がメッセージ「治療継続を」

世間がノバルティス社に対して厳しい目を向ける中、日本高血圧学会の堀内正嗣理事長ら幹部は2013年7月2日に記者会見を開き、同学会誌「Hypertension Research」で発表された千葉大学のVART研究については「不正なデータ操作は見つかっていない」との検証結果を発表した。さらに、厚労省の調査委員会設置が決まった後の8月1日に一連のディオバン問題の報道に関する見解を発表し、次のようなメッセージを発信した。

高血圧学会としては、一連の報道により、国民の皆様が、降圧治療の大切さに疑問を持ち、そのために降圧治療を控える方が増えることがないように願っています。また、既にバルサルタン

（ディオバン）を用いて治療を受けておられる方については、担当の先生とご相談されて、適切に治療を継続されることをお勧めします。

Ｊ-ＣＬＥＡＲの名郷直樹理事（武蔵国分寺公園クリニック院長）はこの高血圧学会の見解について、「今回の論文捏造の報道に触れて自分の治療に疑問を持たないような人がいるとは、私には想定することができません」「この見解を読む限り、学会は患者の疑問に答えようとせず、薬を飲ませ続けることだけに腐心しているように取られかねません。いったい何のために？　製薬会社のためでしょうか。そんなわけはないでしょう。しかし、そう取られても仕方がないような記述です」と新聞紙上で厳しく批判した（産経新聞２０１３年８月６日）。

第3章

真相究明と再発防止を求めて

――厚労省調査委員会

一般紙やグローバルメディアにまで広まった臨床研究論文の不正疑惑問題は、日本の最先端医療技術を世界に発信することを重要政策の一つとして掲げる安倍晋三内閣にとって看過できることではなく、ついに当時の田村憲久厚生労働相の指示により、厚生労働省内にディオバン問題の調査委員会を設置するに至った。

ミッションは二つ。誰がどこで何のためにデータを捏造したかという真相究明と、再発防止策の検討である。

1 厚労省調査委員会の立ち上げ

日本医師会・厚労省の推薦受け委員に就任

わが国のみならず海外のメディアも騒然とする中、厚生労働省は2013年8月、ディオバン問題の真相解明と再発防止を目的とした調査委員会を立ち上げた。

事前に日本医師会と厚労省から委員として私を推薦したい旨の打診があった。ノバルティスファーマの一連の臨床試験に関して当初からその信憑性に疑問を抱いた高血圧の専門家として、私は誰よりもこの問題を知悉していると自負していたので、お引き受けする旨回答した。本来であれば日本高血圧学会理事長あるいは理事から選ばれてしかるべきであろうが、さすがに学会幹部は企業広告などでノバルティスファーマに深く関わりすぎているとの判断から、私に白羽の矢が立ったのだと思う。

委員就任にあたり、私は日本医師会のシンクタンクである日本医師会総合政策研究機構（日医総研）の客員研究員にも就任することとなった。

日経ＢＰ社の社員がメンバーに

委員会の名称は「高血圧症治療薬の臨床研究事案に関する検討委員会」。委員として選ばれたのは以下の12名である（肩書は当時）。委員長には法曹界の森嶌昭夫氏が就任した。

「高血圧症治療薬の臨床研究事案に関する検討委員会」委員（50音順）

稲垣　治　日本製薬工業協会医薬品評価委員会委員長
桑島　巖　特定非営利活動法人臨床研究適正評価教育機構理事長
曽根三郎　日本医学会利益相反委員会委員長
竹内正弘　北里大学薬学部臨床医学教授
田島優子　さわやか法律事務所　弁護士
田代志門　昭和大学研究推進室講師
花井十伍　全国薬害被害者団体連絡協議会代表世話人
藤原康弘　国立がん研究センター企画戦略局長
宮田　満　日経ＢＰ社特命編集委員
森下典子　国立病院機構大阪医療センター臨床研究センター臨床研究推進室長
森嶌昭夫　名古屋大学名誉教授
山本正幸　公益財団法人かずさＤＮＡ研究所所長

メンバー表を見て私は、ある人物が含まれていることに違和感を覚えた。月刊誌「日経メディカル」を発行している日経ＢＰ社社員の宮田満氏である。

宮田氏は厚労省関連の委員会メンバーとして選ばれるメディア関係者の常連のようである。しかし今回の事件では、不正に行われた臨床研究の結果が「日経メディカル」などの医療系ジャーナルを通じて一般の臨床医に広まった。特に「日経メディカル」は、日本高血圧学会の重鎮たちによるディオバン関連研究の広告座談会を数多く掲載している。また何度もディオバン関連の特集を掲載しており、相当額の報酬をノバルティスファーマから得ているはずで、本案件とは明らかに利益相反関係にある会社である。日経BP社は営利を最優先する立場で誤った報道を医療関係者に流し続けたという意味で大きな責任があり、ある意味で事件の当事者と考えるべきである。

宮田氏には個人メールで委員を辞退するよう再三勧告したが、「日経メディカル」編集部とは部署が異なり、自分自身は当事者ではないとして委員就任に固執した。この件に関しては一般メディアも宮田氏を非難している（「週刊現代」2013年8月17日号）。

5回に及んだ委員会

委員会は以下の日程で2013年8月から2014年3月にかけて開催され、関係各機関と関係者へのヒアリングが行われた。

第1回　2013年8月9日

- 関係大学および関係企業による調査状況報告（京都府立医科大学、東京慈恵会医科大学、千葉大学、滋賀医科大学、名古屋大学、大阪市立大学、ノバルティスファーマ）

第2回　2013年9月2日

- 関係大学、関係企業による追加調査結果（ノバルティスファーマ、京都府立医科大学、東京慈恵会

医科大学）

•委員による説明2題（海外における臨床研究の規制、医学系研究における利益相反の考え方）

第3回　2013年9月30日

•各機関と個人へのヒアリング結果の報告

•中間報告とりまとめ案の策定

第4回　2013年12月25日

•関係大学による追加調査報告（滋賀医科大学、名古屋大学、千葉大学）

第5回　2014年3月27日

•透明性確保等に関する製薬業界の取り組み状況

•報告書案の策定

•ノバルティスファーマおよび同社社員について、薬事法違反の疑いにより2014年1月9日、東京地方検察庁に告発したことの報告

関係者に対する非公開の個別ヒアリングも同年9月に集中的に行われた。

•慈恵ハート研究（JIKEI HEART Study）研究責任者

•京都ハート研究（KYOTO HEART Study）研究責任者

•一連の試験の外部データ管理者

•統計解析に関与したとされるノバルティスファーマ元社員

•当時マーケティング部門を統括していたノバルティスファーマ元社員

私は予定していた海外学会もキャンセルし、委員会とヒアリングには欠かさず出席した。

調査委員会のあり方をめぐり紛糾

委員会で一通り各機関による調査結果が報告された頃、私は「本委員会は法的強制力がないため、限りなく怪しくても決着がつくのは非常に難しい。薬事法の虚偽広告の問題もあるので、刑事告訴など法的手段も踏まえた議論をしたほうがいいのではないか」と提案した。

それに対して委員の一人は「この検討委員会のミッションは犯人捜しではない。なぜああいう事態が発生したのか。構造的な問題、いろいろ問題があると思う。制度的な問題や時代の流れの中でたまたま起こったのか、あるいは必然性があったのか。それを明らかにすることが一番」と発言した。日経BP社の宮田氏はこの意見に賛成し、「ここで探偵ごっこをやっても、法的基盤が全くなく、強制調査権がないので、話を伺うばかりで終わってしまう。誰が犯人で、どういう悪意があったかを記述することだけがここの目的ではない。日本における臨床研究の構造的な欠陥をどうやって埋めればいいのかという議論をしたい」と真相究明に消極的な発言をした。

これらの意見に異論を呈したのが、日本学術会議からの推薦で委員を引き受けた山本正幸氏である。

「(ディオバン問題では)研究者の倫理、企業の倫理が非常に落ちていると感じる。今回のようなことが起こらないようにするためには、『臨床研究一般は治験並みにちゃんとルールを作ってやれ』と言えば終わりになってしまうかもしれないが、本当に何が起こっていたのか、関係者が何をどれほど考えて行動したのか、私はかなり気になる。実際に誰がデータを触わったのかという事実関係からして言われていることが違う。『それはそれでいいですよ』ということで藪の中にしてしまって、全体のルールをきちんとすれば今回のことはオーバーカムできるという形でいいのか」

山本氏はこう述べ、事実を「藪の中」に押し込むのではなく、きちんと事実解明の努力はすべきであると主張した。

その後、田村厚労相はこの件に関して記者の質問に答え、「委員会冒頭の挨拶で話した通り、真相究明と再発防止の2点が本委員会のミッションである」とあらためて強調した。

2　各大学からの調査報告――意外な事実が次々と明らかに

世間の関心の高さを示すように、委員会の傍聴席は毎回多くのマスコミ関係者で埋め尽くされた。

第1回および第2回会合では、本案件に関わる関係機関から各々の機関で行った調査結果の説明がなされ、その中で意外な事実が次々と明らかにされた。

（1）京都府立医科大学

日本循環器学会からの二度にわたる調査要請によって、京都府立医科大学はようやく臨床研究情報センター（ＴＲＩ）と委託契約を結び、登録された症例についてカルテとの照合調査を行った。その結果、以下の事実が報告された。

◉イベント発生数について

カルテ閲覧が可能であった２２３例のうち、複合イベント発生の有無が解析用データとカルテ調査結果で一致しない症例が34例（15・2％）あった。内訳は、解析用データで「あり」だったがカルテ調査で「なし」だったのが24例（試験薬（ディオバン）群4例、対照（非ＡＲＢ）群20例）。逆に、解析用データで「なし」だったがカルテ調査で「あり」だったのが10例（ディオバン群9例、非ＡＲＢ群1例）であった（**表**）。

これらの症例について、複合イベント発生率に関する統計解析を行ったところ、解析用データでは、ディオバン群で対照群に比して有意にイベント発生が抑制されていたが、カルテ調査結果では、両治療群のイベント発生に有意な差は認められなかった。後に行われることになる京都ハート研究をめぐる裁判では、イベント発症に関してさらなる新事実が明らかにな

表　カルテ閲覧可能な223例での複合エンドポイント発生数

解析データ		カルテ調査	ディオバン群	非ARB群	合計
イベント「あり」	➡	「なし」	4	20	24
イベント「なし」	➡	「あり」	9	1	10

223例中34例（15.2%）に不一致
論文上でのイベント発生は238例（ディオバン群83例、非ARB群155例）

るが、これに関しては第4章で詳細に述べる。

◉血圧値の一致について

カルテと照合した223例では、Web収集データに比べ、解析用データでは31症例・212件で血圧値が追加され（欠測値の補完）、11症例・11件で血圧値が修正されていた（5件においてマイナス10mmHg、5件においてプラス10mmHg、1件においてプラス20mmHg）。なお、それらの修正はすべてが試験薬群の症例における症例登録時の収縮期血圧の修正であった。

◉データの流れとノバルティスファーマ元社員の関与について

データの流れは本来あるべき形とは大きく異なっていた。本来あるべき形は次のような流れであった。

①京都府立医科大学および関連病院の担当医によって登録された症例は、患者カルテに基づいてデータ記入用紙（A～E票）に記載。

②データ入力担当者（医局秘書あるいは担当医師）が医局のパソコン端末からデータ管理機関（神戸CNS）にアクセスし、記入された用紙に基づいて入力。

③データ管理機関が群の割り付けを行い、データ入力者に連絡。

④データ管理機関は定期的に症例データの集計結果をEXCELデータとして整理し、CDなどの電子メディアに収めて大学の試験事務局に送付。

⑤データは、入力ミスと考えられるデータや欠損値の再調査などのデータクリーニングの後、データマネージメント担当者または運営委員会を通じて独立した統計解析担当者に提供。

⑥割り付け群を遮蔽した形でエンドポイント委員会で一次エンドポイントを確認、安全性勧告委員会で試験の安全性などを審議。

⑦試験事務局は、上記のプロセスを経たデータを独立解析センターに送付し、そこで統計解析が行われる。

しかし、大学の調査によると、上記の①〜④まではほぼ適切に行われていたが、⑤以下のプロセスに独立解析機関としてノバルティスファーマ元社員が関与していた。元社員はプロトコール作成、データモニタリングにも関わり、さらに運営委員会やエンドポイント委員会にも参加していた可能性があることが明らかになった（カラー口絵3頁「ＫＨＳのプロセス」参照）。これらの点に関しては、第4章で詳述する。

◉パストゥール研究センターとは

厚労省調査委員会のヒアリングで、「ＤＳＭＢ：Data and Safety Monitoring Board（データおよび安全監視委員会）」と「Statistical Analysis Organization（統計解析機関）」として論文に記載されているルイ・パストゥール医学研究センターとその主任研究員の八木克巳氏について質問したところ、京都府立医科大学の関係者は「その施設は私立の医学研究センターであり、八木氏はその一研究員であるが、その施設では統計そのものは一切行っていなかった」と答えた。実際は、データの統計解析はノバルティスファーマ元社員によって行われていた可能性が高い（この点についても第4章で詳述）。すなわち、論文に記載されているルイ・パストゥール医学研究センターは名目であり、この部分だけとっても虚偽論文記載であったわけである。

◉データ管理について

データ管理会社である神戸ＣＮＳは、症例の割り付け、Ｗｅｂによるデータ入力システムの構築、入力データの出力と事務局へのデータ送付の管理などの業務を、京都府立医科大学、慈恵会医科大学、名古屋大学から受託していた。神戸ＣＮＳの担当者Ｓ氏は白橋氏の元同僚であり、個人的にもたびたび会う間柄であったという。

京都ハート研究のデータについて、暗号化されていない生データをノバルティスファーマ元社員の白橋氏に渡したとＳ氏は厚労省調査委員会のヒアリングで供述しているが、白橋氏は同じ調査委員会のヒアリングで「データをもらったことはない」と述べている。このことに関して白橋氏はＳ氏に対して「あんなことを話してもらっては困る。渡さなかったことにしてほしい」と口裏合わせを依頼していたことが、後に行われる公判の場で明らかにされるのである。

◉奨学寄付金について

２００３年の３３００万円を皮切りに、２０１２年まで総額３億８０００万円がノバルティスファーマより支払われた（１０３頁）。

（2）慈恵会医科大学

慈恵会医科大学は、由井氏のConcernから1年以上も経過してから、外部委員を含む調査委員会を立ち上げた。

◉血圧値調査について

ランセット誌に投稿された血圧値の奇妙な一致に関する調査結果は以下のようなものだった。最終統計用データと大学保有データ671例分の比較を行ったところ、収縮期血圧値で86件（12・8%）の不一致がみられた。最終統計用データでは、収縮期血圧で130mmHgに近づくよういずれも10の位の値が増減されていた。2群とも、プラスにもマイナスにもほぼ同等に修正されているため、平均値に差はなくなり、標準偏差のみが小さくなっている。すなわち最終統計用データの血圧値の一部は何者かが操作したと考えられる。

医師が自身の患者データ以外にアクセスすることは不可能であったため、血圧値操作に関しては医師の関与の可能性は低く、統計解析段階で血圧データの操作がなされたと大学の調査委員会は判断した。

◉イベント発生数について——研究責任者のあまりにも異常な偏り

大学調査委員会は、中間報告ではイベントデータについては問題なかったとしていたが、その後の最終報告では一転、以下のように、かなりの問題があることが明らかになった。

・イベント登録のうち、脳卒中、一過性脳虚血発作、心不全、狭心症においてイベント登録の基準が統一されていなかった。

・最初に作成されたプロトコールでは、イベントに入院要件の記載はなかったが、論文では入院要件が付記されていた。イベント登録要件の曖昧さ、変更があった場合の周知と対応が不明であり、このことがイベント報告の問題発生の原因となっている。

・イベントカードを登録医師別に調査したところ、イベント報告は計833件（ディオバン群229件、非ディオバン群604件）であった。最終的に統計解析、論文作成に用いられたデータでのイベント報告は両群で一様ではなく、医師により偏りがみられた。中でも研究統括責任者（望月正武氏）の偏りは著しく大きく、ディオバン群9件に対して非ディオバン群90件である（表）。非ディオバン群のイベント数は研究全体でみると、ディオバン群の93件（9・6％）に対して174件（51・7％）と約半数を占めるものであった。望月氏以外の参加医師のイベント数はディオバン群84件、非ディオバン群84件と同数であり、この結果からはランセット論文の結論は導けないことになる。これらのイベント報

表　慈恵ハート研究　プライマリーエンドポイント

	ディオバン群	非ディオバン群	全体
全医師	93件（9.6%）	174件（51.7%）	267件
望月医師	**9件**	**90件**	99件
その他の医師	**84件**	**84件**	168件

慈恵会医科大学調査委員会最終報告書より

告がエンドポイント委員会で採択され、そのまま最終データとしてディオバン有利な結果となった。この点に関して望月氏は、「最終的なイベント採択の権限はエンドポイント委員会にあるので、自分はイベントと思われる症状があった場合はすべてC票［＝イベントカード］を提出しただけである。偏っていると言われても自分には思い当たることは何もない」と答えている。

カルテと照合した大学の調査委員の一人によれば、カルテには胸痛も全くなく、造影ＣＴも行っていないのに「解離性大動脈瘤」と診断されていた例が複数あったという。

◉ノバルティスファーマ元社員の関与について

本研究のデータ解析は、ノバルティスファーマ元社員に全面的に委ねられていたにもかかわらず、ランセット誌掲載論文には大阪市立大学の肩書のみが記載され、ノバルティス社社員であることは伏せられている。論文中には「ノバルティス社は、試験計画、データ回収、データ解析、データ解釈、報告書作成には関与しなかった」との趣旨が記載されている。大学調査委員会はノバルティス社元社員に対し直接ヒアリングを行ったが、一貫して統計解析への関与を否定した。しかし、実際には元社員はデータクリーニング（保存されたデータの中から重複や誤記、表記のばらつきなどを探し出して、削除あるいは修正を施してデータの品質を高める作業）にも関わり、運営委員会やエンドポイント委員会にも深く関わっていた。データクリーニングなどを経て最終的に統計解析、論文作成に用いられたデータは、元社員が保有していたが、2012年7月に望月氏に返却されたという。

◉データ管理について

データセンター（神戸CNS）は、Web入力された患者データの集計結果を定期的にEXCELデータとして整理し、フロッピーディスクやCDに収めて医局内の試験事務局に送付していた。プロトコールでは、統計に用いられるデータは、データマネージメント担当者または運営委員会を通じて統計解析担当者に提供されるという手順になっていたが、実際に統計解析を行っていたのは、研究チームから独立した機関ではなく、ノバルティスファーマ社員の白橋氏だった。白橋氏は統計解析のためのデータを、データ管理会社の神戸CNSから直接入手していた可能性が高い。京都ハート研究においてもデータ管理の流れは慈恵ハート研究とほぼ同様であった。

◉奨学寄付金について

2002年～2007年に総額約1億9000万円の奨学寄付金がノバルティスファーマより支払われた（103頁）。

（3）千葉大学

ＶＡＲＴの研究責任者・小室一成氏はすでに千葉大学を退職し、大阪大学を経て、東京大学教授に就任しているが、国立大学の現役教授ということもあり、千葉大学調査委員会の中間報告も「問題なし」という甘い対応であった。私は「日本医事新報」２０１４年1月25日号で千葉大学調査は不十分であるとの指摘をした。特に血圧値の問題は重要であり、私は厳格な調査対応を望んでいた。２０１４年7月の最終報告は、第三者による調査結果を踏まえ、一転してかなり厳しい結論を報告している。

◉統計解析について

中間報告によると、ＶＡＲＴ研究のプロトコールは、米国留学中に臨床研究を行っていたK講師が、帰国後、小室教授のもとで作成したものだという。県内96施設１１０名の医師からデータを集め始め、２００２年7月2日に最初の登録、２００７年頃まではK講師が独自にデータ解析を行っていた。しかしK講師が２００７年に大学を退職したため、Ｔ講師が研究を引き継いだ。２００９年7月にデータをロックして、当時大学院生であったN医師が解析ソフトウェアＳＰＳＳ Ｓｔａｔｉｓｔｉｃｓを使って統計解析を行った。

この、統計解析は研究グループ自らが行っていたという当初の説明は虚偽であったことが最終報告で発表されている。しかもケースレコードのほとんどが２０１１年4月頃に廃棄処分されているという、調査に重大な支障を来す問題も明らかにされた。ＶＡＲＴ研究の事務局として使用していたカンファレンスルームを他の部署に引き渡す必要があったため、というのが主な理由だった。この点は、故意ではないにしろ軽率な行為である。

◉血圧値の一致について

血圧値の一致に関する由井氏の疑惑に対して小室氏、佐藤泰憲氏らは「日本医事新報」に反論を投稿したが、これも由井氏による再反論でいなされている。しかし千葉大学は中間報告でも社員の関与を否定し、数字の誤差もヒューマンエラー（意図的ではないミス）と主張した。

中間報告によれば、血圧値において、カルテデータと入力データの違いが１５１２ポイント中65ポイント（４・３％）にみられたという。

第４回の厚労省調査委員会で私は、血圧値に関して「両治療群の到達血圧値の一致に対する回答ができていない。千葉大調査ではベースラインの血圧が１４８・９mmHg、１４７・３mmHgということだが、論文の血圧値は１５８mmHg、１５８mmHgで10mmHgも差がある。血圧データが違いすぎて問題にならない。これで『問題がなかった』と結論を出すのは早い」と述べ、大学の中間報告は不十分であると指摘した。

血圧値の試験期間中の推移をみると、36カ月時点で、バルサルタン（ディオバン）群の血圧が落ちて対照群に近づき、同時に標準偏差も急に小さくなっている（「日本医事新報」２０１４年１月18日号）（**図**）。この現象は慈恵ハート研究、ＳＭＡＲＴ研究でも認められており、人為的な操作が強く疑われる奇妙な現象である。

◉イベント発生数について

VART論文では、一次エンドポイントでは両群で有意差がなかったが、左室心筋重量係数などの副次評価項目（二次エンドポイント）で、バルサルタン（ディオバン）群でアムロジピン群より有意に低下したという結論であった。

一次エンドポイントに有意差を認めなかった場合に、このようなサブ解析結果を強調する手法は「SPIN」と呼ばれ、企業支援による臨床研究論文に数多くみられるものである。VARTでの副次評価項目の強調は、まさにSPINそのものである。

カルテが特定できた108名（登録症例1021例のわずか10%）での検討結果は以下の通りである。

論文でディオバン優位であることを強調した副次評価項目のうち、心左室重量係数とその変化量では、カルテデータの全件数の5・0%に論文データとカルテ

図　VART試験の収縮期血圧と標準偏差

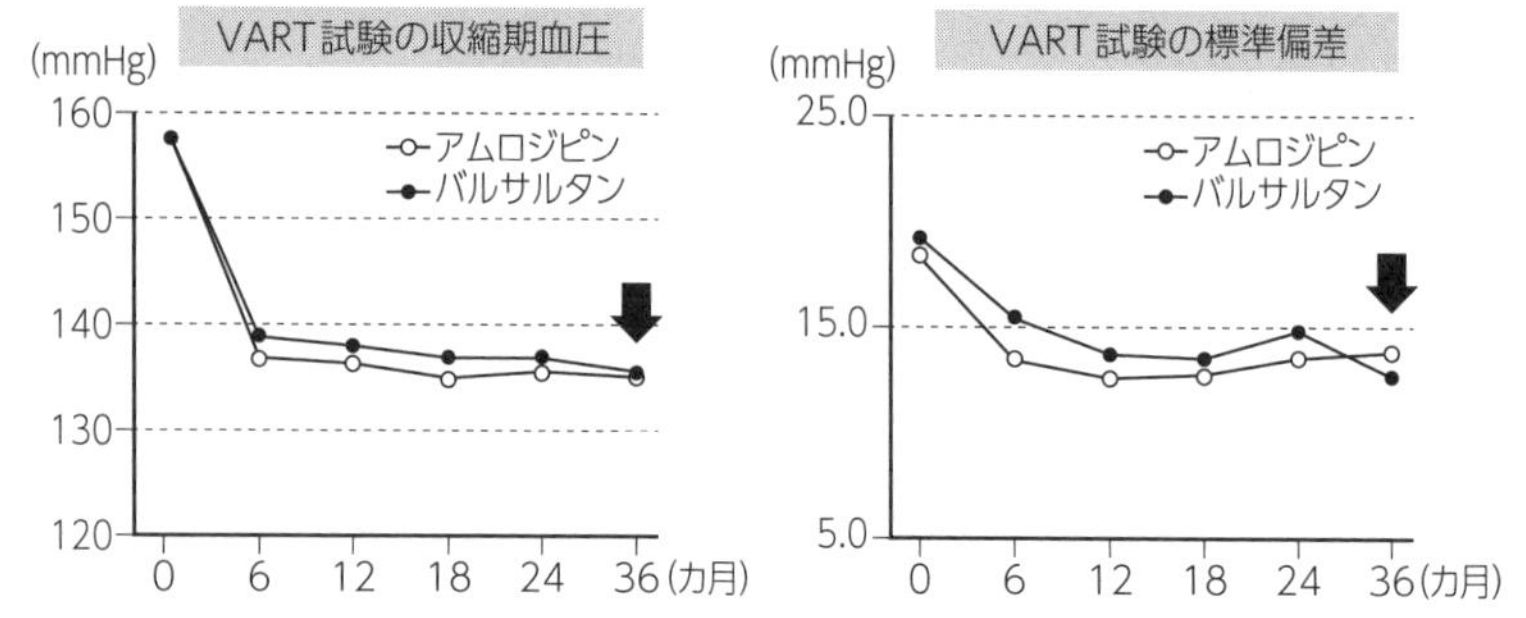

36カ月時点で両群の血圧値が接近している

36カ月時点でバルサルタン群の標準偏差が異常に小さくなっている

谷明博:日本医事新報. 2014;4682:17.

データとの間の差異がみられた。血清ノルエピネフリン濃度の変化率では6・8％に差異がみられた。心縦隔比の変化率（MIBG心筋シンチグラム）では8・0％に違いがみられた。

当初大学側は、5～8％のカルテとの違いは転記ミスあるいは入力ミスとして許容されるレベルの誤差範囲内と説明していた。

しかし、一転して最終報告では第三者機関TRIの調査に基づく厳しい検討結果を報告した。すなわち、本研究の副次項目データの脱落率は60～80％と異常なまでに高く、このことがバルサルタン（ディオバン）群、アムロジピン群の群間差の評価に大きな偏りをもたらしていることから、本試験の科学的信頼性は乏しいと結論づけたのである。症例の脱落は複数の副次項目においてバルサルタン群有利に働き、アムロジピン群不利に働いている傾向がみられたという。

◉ノバルティスファーマ元社員の関与について

大学の中間報告では、解析は研究者自身で行い、白橋氏には統計解析のアドバイスを受けただけでデータ解析には関与させなかったと説明していた。しかしこれは最終報告で覆され、白橋氏が解析に深く関わっていたことが論文執筆医師らの証言から明らかになった（白橋氏自身はその後の検察への供述で、解析への関与を否定している）。

最終報告によると、データの固定前と固定後に一部のデータがノバルティスファーマ元社員の白橋氏に提供され、白橋氏による統計解析が行われた。主論文に掲載された二次エンドポイントの図表作成も白橋氏によって行われており、統計解析の過程において白橋氏による意図的な操作が行われた可能性が高い。以上から「本研究は臨床研究の基本的ルールから逸脱したものである」と結論づけている。

問題は試験責任医師の虚偽説明である。統計解析を元社員に行わせていたにもかかわらず、大学の事情聴取に対して統計解析および図表の作成を研究グループ自らが行ったと虚偽の説明をし続け、調査を混乱・長期化させた責任はきわめて重い。中でも当時大学院生だったN医師に対し指導する立場にあった小室氏およびT氏がとってきた行為は「厳に戒められるべきである」と報告書は結んでいる。

小室氏は2016年3月、日本循環器学会理事会における選挙で、代表理事に選出されたが、VART研究に関しての説明責任を果たさないままその職に就くことは、学会そのものの信頼性に関わる問題である。

◉奨学寄付金について

2002年～2009年の8年間に総額2億4600万円の奨学寄付金がノバルティスファーマより支払われた（103頁）。

◉利益相反について

ノバルティスファーマから多額の奨学寄付金を受理していたにもかかわらず、論文には「利益相反はない」と記載していた。千葉大学は2008年に利益相反委員会を設置し、職員に対し利益相反開示の周知徹底を図っていた。2010年の論文発表時には当然開示するべきであった。

◉論文撤回勧告と関係者の処分

大学は最終報告を踏まえ、責任著者である小室氏および他の共同執筆者に対して論文取り下げを勧告した。また小室氏の現在の所属先（東京大学医学部）に対して、本調査結果を伝達した上で処分を求めた。千葉大学の調査を受けて、VARTのサブ論文を掲載した海外の医学誌「Journal of Human Hypertension」は、利益相反とデータの信頼性に懸念があるとして2014年10月9日付で撤回を発表した。しかし、主論文を学会誌「Hypertension Research」に掲載した日本高血圧学会の対応は遅く、最終報告から2年後の2016年8月15日、ようやく次のコメントとともに撤回を発表した。

> 著者より訂正を要するhonest errorがあるが現存するデータでは適切に訂正することができないため取り下げるとの申し出があり、編集委員会および理事会で検討した結果、retractionとすることになりました。（日本高血圧学会ホームページ）

第三者調査に基づく最終報告で「副次項目データの脱落率が60〜80％と異常に高く、科学的信頼性は低い」と指摘された論文の誤りが果たしてhonest errorといえるのか、疑問が残る。

2014年10月20日、千葉大学はVARTに関与したT教授（論文発表当時講師）の戒告処分を発表した。しかし東大は、小室氏については処分する権限を持ち得ないとのスタンスを崩しておらず（2016年8月22日現在）、大学の自浄作用が問われている。

(4) 滋賀医科大学

2003年当時、ノバルティスファーマはレニン-アンジオテンシン系抑制薬が糖尿病腎症に及ぼす影響について研究ができる大学がないか模索していた。その中で、滋賀医科大学の柏木厚典教授が候補となり、面談の結果、SMART研究を立ち上げることになった。

◉ノバルティスファーマ元社員の関与について

データは、業務委託先の東亜交易株式会社に設置されたサーバのデータベースに蓄積されたが、個人情報に関わるものとして研究終了後5年ですべて消去されていたという。

大学の調査結果によると、データ解析は第三者機関で行うと記載されているが、実際はSMART研究グループで行ったことが判明。ノバルティスファーマ元社員の白橋氏とB氏の2名もグループに関与した。白橋氏は、プロトコール立案時点で、症例リクルートやデータ解析方法について柏木氏にアドバイスした。

本試験に直接関与したのは白橋氏の部下であるB氏である。業務としては、データ入力方法を周知させることであり、大学以外の関連医療機関も訪問した。中間検討会では資料の作成の補助と、数値計算やグラフ作成などの補助も行った。論文では、B氏の記載はあるものの、ノバルティスファーマ社員であることは伏せられている。

◉イベント発生数について

大学の調査委員会が入手できた資料から101名の実測値を確認すると、論文使用値との間に多くの不一致が認められた。また試験がプロトコール通り行われていなかったことも判明した。

プロトコールでは尿中アルブミンを3回測定し、その平均値をもって基準値とすることになっていたが、実際は中間値とそれに近い2点の算術平均でベースラインが設定された。

尿中アルブミン／クレアチニン比（ACR）のデータは、実測値が確認できた661ポイントのうち67ポイント（10・1％）で不一致がみられた。6カ月目の不一致症例は、バルサルタン（ディオバン）群10／42例（23・8％）、アムロジピン群9／51例（17・6％）であったが、不一致例に着目すると、バルサルタン群では9／10例（90・0％）が3点平均より小さな数値になっていたのに対して、アムロジピン群では8／9例（88・9％）が3点平均より大きくなっていた。

外れ値の数もバルサルタン群4・7％、アムロジピン群0・7％と極端な差が認められ、これに関しても恣意性は否定できない。

このように最終評価時点の6カ月目のデータに不一致例が認められたことは不自然であり、かつ一方の群に偏っていることは恣意性を否定できない。

◉**血圧値について**

収縮期血圧が試験終了時の6カ月目でピタッと一致する。それまでは乖離していたのに最後で一致するというVART研究や慈恵ハート研究と同じく奇妙な一致である。

◉**奨学寄付金について**

2002年～2008年に総額6550万円がノバルティスファーマから支払われた（103頁）。

(5) 名古屋大学

名古屋ハート研究も、主要（一次）エンドポイントでは両群に差はないものの、心不全による入院でディオバンが優れていたという結果であった。本研究も、PROBE法で行われているのに心不全という非客観的イベントのみにおいてディオバンが優れているという結論を導いたことの信憑性が問われた。

本研究でもやはり統計解析担当者にノバルティスファーマ元社員の名前が記載されていることから、名古屋大学も調査に乗り出した。その調査結果は以下のようなものであった。

◉**ノバルティスファーマ元社員の関与について**

研究開始前に統計の専門家としてノバルティスファーマから白橋氏を紹介された。研究責任者の室原豊明氏ら名古屋大学の研究参加者の一部は2009年頃には白橋氏がノバルティス社社員であることを認識した。白橋氏は、研究計画段階から、統計的事項についてアドバイスする立場にあったという。しかし白橋氏はＷｅｂ入力システムへのＩＤが付与されていないため、Ｗｅｂ入力システムにアクセスできなかった。データベースは名古屋大学試験事務局が管理しており、白橋氏は中間解析時（４回）、最終解析時にそこから固定データを受領していた。最終解析は白橋氏と当時の大学院生２名が共同で行った。名古屋大学の調査委員会は、白橋氏の所属にノバルティス社を併記しなかったことは不注意であったと指摘している。

◉イベント発生数について

名古屋ハート研究で扱った症例は１１５０例であるが、連結表が確認できたものは４４６例。このうち名古屋大学分の１４１例についてカルテデータと解析データの照合を行った。さらに名古屋大学以外の17施設３０５例についても追加調査を行った。

その結果、血圧値、ＨｂＡ1c値、イベント発生数はカルテとＷｅｂ入力データで概ね一致しており、調査したデータについては作為的な改変はなかった。

副次（二次）エンドポイントとしてバルサルタン（ディオバン）の有効性が強調された心不全イベントに関しては、バルサルタン群で3例、アムロジピン群で15例発生したと報告している。しかし、臨床研究情報センター（ＴＲＩ）の調査結果によると、アムロジピン群で少なくとも4例が心不全による入院でないことが判明し、プロトコールで定めた定義とは違う基準で、意図的にバルサルタン有利になるよう、アムロジピン群の心不全が水増しされていた可能性があり、その4例を除いて再解析したところ、p値（有意確率）は0・047という有意差すれすれの境界域になったという（「RISFAX」2015年1月19日号）。TRIによれば、カルテを確認できず、心不全による入院に該当するかどうか判断できない症例がまだ8例残っており、真偽の判定はできないとしている。

静岡医療センターの高木寿人医師らは、世界的に信頼性の高いメタ解析グループであるBPLTTC（*）研究を引用し、「ほとんどの研究では心不全発症率低下は血圧低下とメタ回帰線上で一定の線上にプロットされ、お互いに関連があることが示されているが、名古屋ハート研究だけはその線上から完全に逸脱しており、奇妙である」と米国の医学雑誌「Hypertension」に疑義を投稿している（Hypertension. 2013 : 62（5）: e31-2）。

これに対して名古屋ハート研究グループは、心不全による入院症例の中には、患者の拒否などで実際には入院しなかった4症例も含まれていたとの謝罪訂正記事を同誌に掲載している（Hypertension. 2015 : 66 : e1）。

由井氏は、心不全の定義に関して、論文に記載された定義と、参加医療施設に配布された実施計画書の定義が異なることから、「心不全の二重定義」に問題があると指摘している（「日本医事新報」2016年6月18日号）。

＊BPLTTC（Blood Pressure Lowering Treatment Trialists' Collaboration）は、WHOと国際高血圧学会によって支援されているオーストラリアのメタ解析研究グループ。論文採択のバ

イアス（偏り）を防ぐために、事前に登録された臨床研究のみを採択し、しかも患者個人の生データで解析している点で信頼性が高い。

◉奨学寄付金について

２００２年〜２０１２年に総額２億５０００万円がノバルティスファーマから名古屋大学病態内科学講座循環器内科学分野に支払われている（１０３頁）。

（6）大阪市立大学

ノバルティスファーマ元社員・白橋伸雄氏は、大阪市立大学の教員を通じて２００２年４月に産業医学教室の契約非常勤講師となっていた。講義に関しては、２００６年度医学研究セミナーの１回のみであったが、年数回程度大学院生や教員に対して主に統計学に関する相談に乗ってきた。大学から報酬が支払われたことはなく、机やメールアドレスなども供与されておらず、研究実績はなかったと大学側は報告している。

白橋氏が実際に持ち歩いている名刺には「大阪市立大学大学院医学研究科都市医学大講座（非常勤講師）」という実際には存在しない肩書が記載されており、そこに載っている電話番号も大学とは無関係の個人の番号だった。

白橋氏を紹介した教員には、２００２年度にノバルティスファーマから４００万円の奨学寄付金が渡っていたという（河内敏康ほか『偽りの薬　バルサルタン臨床試験疑惑を追う』（毎日新聞社）137頁）。

2013年8月22日付で大阪市立大学は以下のような声明を発表している。

①本学はバルサルタンの臨床研究に一切関わっていない。

②本学の肩書が使われたことに関して、ノバルティスファーマ、同社元社員、臨床研究論文の研究責任者・論文執筆者のそれぞれに抗議をすべきであると考える。

③許可なしに本学の肩書が利用された原因の一端は、ノバルティスファーマ元社員を10年以上勤務形態の実態を確認せず、非常勤講師として認め続けていたことにもあると考える。

(7)ノバルティスファーマ

日本法人ノバルティスファーマは、京都ハート研究の論文が撤回になった頃から頻繁にメディアからコメントを求められたが、一貫して医師主導型の臨床研究であるからと遁辞を弄し、関与を否定し続けていた。しかし不透明であるとの批判が高まったため、ようやく重い腰を上げ、2013年4月24日、ついに社内調査に乗り出すとの声明を発表した。

私が日本医師会を訪問したのが、その1週間前であることから、おそらく日本医師会から説明責任を求められたための声明発表であろう。いずれにしても、問い詰められるとようやく認めるというパターンに終始し、自らを糺すという積極的な姿勢は全く感じられなかった。

2013年9月2日の第2回厚労省調査委員会において、ノバルティスファーマは、利益相反に関して不適切であったと謝罪し、データマネージメントが脆弱であったことや解析計画などの事前の議論も存在しなかったことなどを認めた。

社内調査については、元社員（2007年に定年退職、以後は非常勤雇用）に4回のインタビューを計10時間かけて行い、かつ外部調査機関からの聞き取りも2回行ったという。会社のコンピュータもメールやハードディスクに残っているものはすべて確認したが、個人のパソコンの提供は本人に拒否されたと報告した。

◉奨学寄付金額について

表に示すように五つの大学に対して総額11億3000万円が寄付された。これらの膨大な金額の寄付は、ノバルティスファーマのディオバン関連のビジネス責任者である医薬品事業

表　奨学寄付金額

5つの医師主導臨床研究の主任研究者が主宰する研究室に対する奨学寄付金額の推移*1　　単位：百万円

		2002	2003	2004	2005	2006	2007	2008	2009	2010	2011	2012	合計
慈恵会医科大学	試験期間	★					▲			◆			
	寄付金額	40.0	31.7	32.0	31.0	32.0	21.0	—	—	—	—	—	187.7
千葉大学	試験期間	★									▲	◆	
	寄付金額	32.5	32.5	30.0	30.0	31.0	30.0	30.0	30.0	—	—	—	246.0
京都府立医科大学	試験期間			★					▲			◆	
	寄付金額*2	—	33.0	60.0	45.0	46.0	47.5	45.8	45.8	31.5	21.3	5.8	381.7
滋賀医科大学	試験期間		★				▲	◆					
	寄付金額*3	1.0	10.0	22.5	15.0	16.0	0.0	1.0	—	—	—	—	65.5
名古屋大学	試験期間			★								▲	
	寄付金額	13.0	1.0	38.0	30.0	30.0	30.0	30.0	30.0	30.0	15.0	5.0	252.0

★症例登録開始、▲：主論文公表年、◆：関連論文公表最終年

暦年（1月～12月）の支払いデータ

＊1：主任研究者が在職中の研究室に対する奨学寄付金を計上

＊2：2008年以前は、（財）京都府医学振興会宛に支払

＊3：目標症例数は500症例であった。（他は3,000症例）

2013年8月9日 ノバルティスファーマ提出資料（厚労省「高血圧症治療薬の臨床研究事案に関する検討委員会」）

部長（当時は本部長）もしくは社長が決裁した。

今回の臨床試験の企画立案には自社製品の販売戦略という動機付けがあり、奨学寄付金も研究支援に用いられることを意図および期待していたという。スイス本社からの指示については否定した。

膨大な奨学金を決定するにあたって、会社としてのスクリーニングや研究の進捗状況などのチェックは行われなかったという。

桑島メモ ▼ 医学部におけるいわゆる奨学寄付金

医学部におけるいわゆる「奨学寄付金」は、世間での慈善事業としての寄付金とは異なるため、名称を「研究賛助金」などに改めるべきとの意見もある。ディオバン関連の奨学寄付金も、研究進捗状況の把握などをチェックすることなく、いわば出しっ放しの状態であったことが窺える。企業側としては当然臨床研究になんらかの見返りは期待してはいても、チェックはしなかったという。一般社会からみると異質で、かつ杜撰な一面を垣間見ることができる。

◉元社員の関与について

ノバルティスファーマは元社員が五つの臨床研究に大幅に関与したことが判明したと認めた。元社員の会社内での所属は営業管轄下の学術企画部門で、担当は学術情報提供であった。労務提供についてはノバルティスファーマのプロダクトマネージャーを通じて手配されており、元社員への交通費もノバルティスファーマが支給している。臨床研究に関わる各種委員会への出張について出張許可も出ており、上司は把握していたが報告書などは一切なかった。経営陣の一部は、元社員の研究への関与の程度について認識していた。

ノバルティスファーマは、元社員が大学からの要請に応じてデータの一部を渡されてデータ解析を行ったことは事実だが、データ管理には関わっておらず、データ操作をできる立場にはなかったと説明した。この点、大学側調査では、元社員がデータ操作を行ったと述べていることと正反対である。

会社として元社員にデータ操作を指示した形跡はみられず、会社の関与を否定した上で、元社員が個人的にサービス精神を発揮して独走したとの認識を示した。

桑島メモ▼**日経BP社・宮田氏の質問**

厚労省調査委員会では、一人の委員から、臨床研究成果のプロモーションは社内ではどのレベルの人間が意思決定したのか、社としてのレビューの仕組みはどうなっているのかという質問が出た。しかし、ノバルティスファーマの回答は、当時はそういう仕組みがなかったというものだった。

質問をしたのは日経BP社の宮田氏である。日経BP社が頻回にディオバン関係の宣伝広告を行っているのだから、このことはむしろ日経BP社が把握しているはずである。また、プロモーション内容のレビューについては「日経BP社には存在するのか」とむしろ宮田氏に尋ねたいところである。

◉利益相反について

厚労省調査委員会の中でノバルティスファーマは、「スイス本社が行ったディオバンに関する大規模臨床試験VALUE研究では著者にノバルティス社社員の名前が掲載されており、助成金も記載されているのに、日本支社が行った一連の臨床研究では所属を秘匿していたのはなぜか」との質問に、「この試験には開発部ではなく営業部が関わっていたので、スイス本社のようなガバナンスは作動していなかった」と回答した。

ノバルティスファーマとしては、大阪市立大学の肩書を使用していれば許されるであろうとの認識であったという。

3 厚労省が元社員を告発、逮捕へ

厚労省の調査委員会は、真相究明には至らず、また京都ハート研究の実務担当医師や当時のノバルティスファーマプロダクトマネージャーなどキーパーソンへのヒアリングも行われないまま第5回をもって一応終了し、2014年4月11日に最終報告書をまとめた。

2014年1月9日、厚労省は人物を特定せずにノバルティスファーマと同社社員を薬事法第66条第1項（虚偽・誇大広告の禁止）違反の疑いで東京地方検察庁に刑事告発した。2月19日には東京地検特捜部がノバルティスファーマを家宅捜査し、6月11日、元社員白橋伸雄を逮捕するという、研究論文不正事件としては前代未聞の事態となった。

7月1日には白橋元社員とノバルティスファーマを起訴し、白橋氏は再逮捕となった。逮捕・再逮捕容疑はいずれも薬事法違反である。京都ハート研究や慈恵ハート研究の主論文はすでに時効である3年を経過していたため、特捜部は時効になっていない2012年に専門誌に掲載された京都ハート研究の二つのサブ解析論文、いわゆるCCB論文「カルシウム拮抗薬とバルサルタンの併用の心血管合併症予防効果」といわゆるCAD論文「冠動脈疾患を合併した高リスク高血圧患者に対するバルサルタンの脳・心血管合併症予防効果」における虚偽のデータ操作を被疑事実とした。

CCB論文

Takahisa Sawada, Hiroyuki Yamada, Jun Shiraishi, Shinzo Kimura, Hiroaki Matsubara : Combination effect of calcium channel blocker and valsartan on cardiovascular event prevention in patients with high-risk hypertension : ancillary results of the KYOTO HEART Study. Clinical Experimental Hypertension. 2012 ; 34（2）: 153-9.

- 本論文は京都ハート研究論文のancillary analysis（補助解析）と位置づけられている。
- 研究概要：京都ハート研究における対象症例3031例を、12カ月以上カルシウム拮抗薬を併用していた群（CCB併用群）1807例と、カルシウム拮抗薬を併用していなかった群1224例に分けて、脳卒中、心筋梗塞、狭心症などの主要エンドポイントの発症率を比較したところ、ＣＣＢ併用群で発症率が有意に少なかった（p＝0.037）。その効果は特に心筋梗塞抑制に顕著であった。またカルシウム拮抗薬とバルサルタン（ディオバン）の併用群は、カルシウム拮抗薬と非ＡＲＢ併用群よりも狭心症と心不全の発症予防において有意に有効であった。

●この補助解析論文は、ノバルティスファーマが２０１０年４月に発売したバルサルタンとカルシウム拮抗薬アムロジピンの配合錠「エックスフォージ」の宣伝材料として大いに利用された。

CAD論文

Jun Shiraishi, Takahisa Sawada, Masahiro Koide, Hiroyuki Yamada, Hiroaki Matsubara for the Kyoto Heart Study : Cardio-cerebrovascular protective effects of valsartan in high-risk hypertensive patients with coronary artery disease (from the Kyoto Heart Study). American Journal of Cardiology. 2012 ; 109 : 1308-14.

●京都ハート研究の対象症例を、冠動脈疾患既往を有する群（ＣＡＤ群７０７例）と既往を有しない群（２３２４例）に分けて、バルサルタン（ディオバン）の主要エンドポイント発症予防効果を検討した。結果はどちらの群もバルサルタン治療群の方が非ＡＲＢ群よりも有意に主要エンドポイントの発症を抑制した。狭心症と脳卒中に関して、ＣＡＤ群では発症を有意に減少させたが、非ＣＡＤ群では抑制効果はみられなかった。

第4章

舞台は法廷へ
――45例の架空イベントをめぐる攻防

ノバルティスファーマ元社員の逮捕から1年半。京都ハート研究の二つのサブ解析論文（CCB論文とCAD論文）における薬事法違反で起訴され、長く勾留されていた元社員・白橋伸雄被告と、両罰規定で起訴された被告会社ノバルティスファーマに対する公判が2015年12月16日から始まった。

白橋被告の自宅から押収されたUSBメモリの消去データを検察が復元すると、あり得ないはずの45例の架空イベントが発見された。公判では、このイベントの捏造をめぐって、松原医師、沢田医師をはじめ十数人に上る証人と被告に対する尋問が行われ、検察側と弁護側は激しく対立した。

筆者は外来診療の合間を縫って可能な限り公判の傍聴に努めた。その中で明らかになった事実関係を本章で整理したい。

1 公判の争点――イベントの水増しをしたのは誰か

初公判――2015年12月16日

初公判は2015年12月16日午後1時半から、東京地裁で行われた。35名の一般傍聴席に対し100人を超える傍聴希望者が地裁エントランス前に詰めかけ、世間の関心の高さを窺わせた。

法廷では、傍聴席から見て正面に辻川靖夫裁判長と2名の裁判官、左側に3名の検察官、右側前列に被告の白橋氏とノバルティスファーマ執行役員、右側後列に白橋氏の弁護人数名とノバルティスファーマの大弁護団が着席（イラスト参照）。

公訴事実は、京都ハート研究のサブ解析論文であるCCB論文（カルシウム拮抗薬とディオバン併用の有用性を検証した論文）とCAD論文（冠動脈疾患例におけるディオバン治療の有用性を検証した論

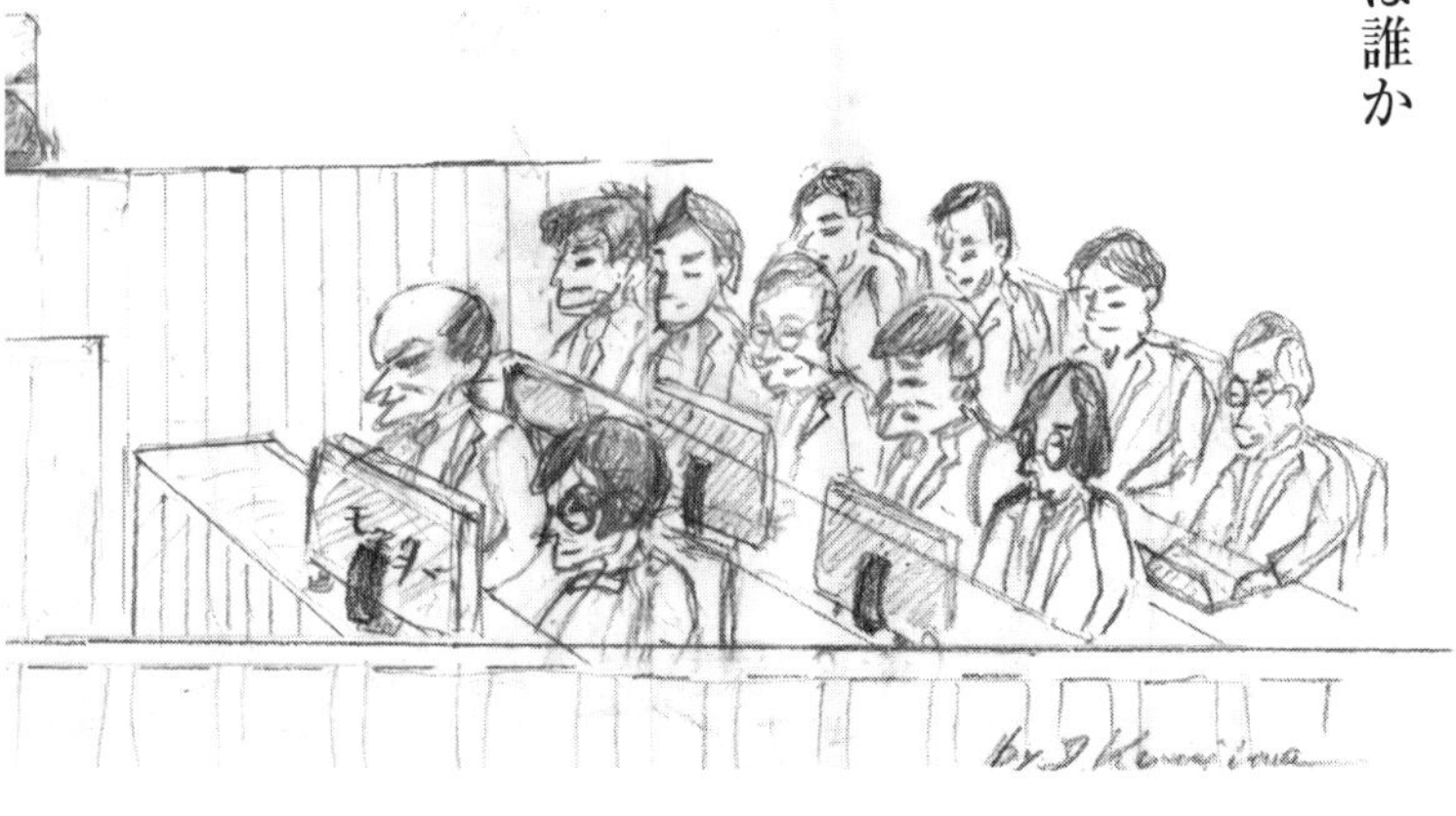

文）における薬事法第66条第1項違反（医薬品等の効能・効果に関する虚偽・誇大な記事）である。

両被告は罪状認否で否認

白橋氏とノバルティスファーマの執行役員は、これらの公訴事実を次のように否認した。

白橋氏　KYOTO HEART Study（京都ハート研究）の統計解析のお手伝いをしたことはあるが、いずれの関連論文（＝二つのサブ解析論文）についても、定義に基づかない群分け、非ARB群のイベント数の水増し、あるいは解析計算結果に基づかないp値の記載をしたことはない。

これらの関連論文についても、執筆したのは京都府立医科大学の研究グループ医師であって、私はこれらを執筆していない。

私は、研究グループの医師らから指示や統計学的計算のご相談を受けたことはあるが、それについて研究のお手伝いをしたにすぎない。

ノバルティス社執行役員　白橋被告は本件公訴事実

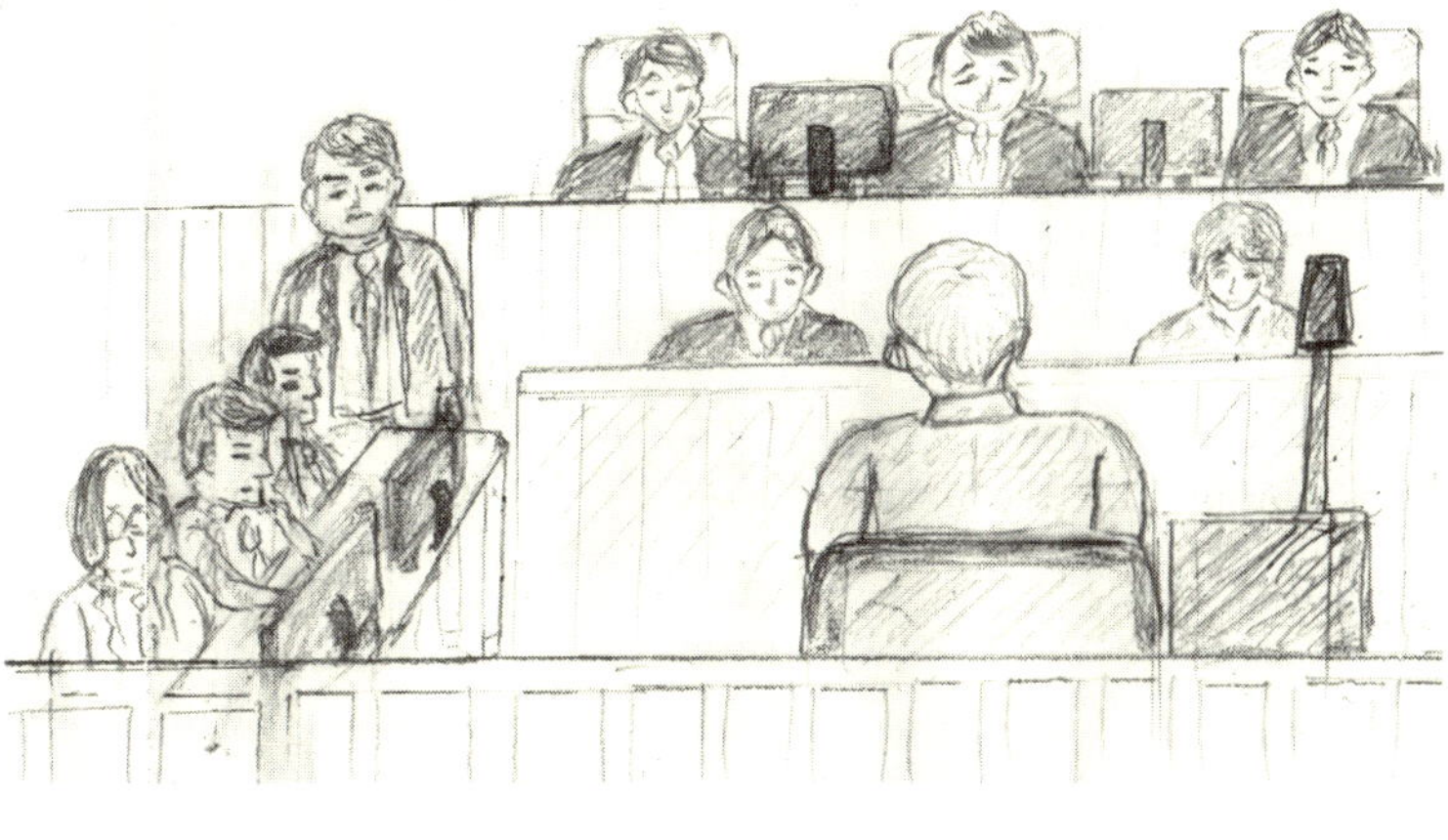

を否定している。当社は今日まで社内調査や監督官庁による調査への協力などを通じて真相解明の努力を尽くしたが、白橋氏による虚偽論文作成の事実をはじめ、当社が両罰規定による刑事責任を負う根拠が確認できなかった。

このような状況において、当社はいずれの公訴事実についても刑事責任を認めることはできない。これらの点については証拠に基づいて公正な事実認定を行っていただきたい。

続いて、辻川裁判長より争点の確認が行われた。裁判長が挙げた主な争点は以下のようなものであった。

①白橋被告は、CCB論文、CAD論文の作成に際し、研究者らに対し、非ARB群の心血管イベント数を水増ししたデータに基づく図表等を作成・提供したか。仮に白橋被告の行為とした場合、それは意図的な改竄か。

②白橋被告は、CCB論文作成に際し、研究者らに対し、定義に基づかない恣意的な群分け（CCB投与群と非投与群の群分け）による解析結果を記載した図表等を提供したか。その場合、p値に意図的な改竄を加えたか。

③各論文は、薬事法66条1項の「効能・効果に関する虚偽の記事」に当たるか。各論文を作成・投稿・掲載する行為が、薬事法66条1項の記事の記述に当たるか。

④仮に白橋被告に改竄行為があった場合、その行為は被告会社の業務に関連するか。

ディオバン群と非ARB群の収縮期血圧値、拡張期血圧値が完全に一致するという奇妙な現象についてては、なぜか争点になっていない。そもそも日本のディオバン関連臨床研究に対する由井氏の懸念は、この「奇妙な一致」の問題から生じていたはずである。

私は初公判以降、外来診療の合間を縫って可能な限り裁判の傍聴に努めた。以下、私の視点で、①白橋氏は京都ハート研究にどの程度関与したか、②白橋氏は暗号化されていないオリジナルデータを所有していたか、③白橋氏はイベントデータを水増し改竄したか、④沢田医師の加筆はディオバン群有利に作用したか、⑤関連病院のA医師によるイベント水増しの影響、⑥サブ解析論文（CCB論文）は改竄があったか――の六つの論点に沿って、公判で新たに明らかになった事実をまとめてみたい。

なお、公判でしばしば出てくるWeb登録用紙はA票からE票まであり、それぞれ以下のような内容を入力することになっている。

A票：生年月日、性別などの初期データ
B票：試験開始前の検査データ
C票：イベント（エンドポイント）の報告
D票：中止、脱落などの報告
E票　6カ月ごとの検査データなど

登録時、神戸CNSに送信されたA票をもとにコンピュータで割り付けをするが、C票・D

票・E票の送付は大幅に遅れる場合が多い。そこで問題となるのは、主にC票、E票への加筆である。

論点1 白橋氏は京都ハート研究にどの程度関与したか

統計解析はすべて白橋氏が行った

京都府立医科大学講師として京都ハート研究の事務局を務めた沢田尚久医師は2016年2月の公判に計6回、証人として出廷し、尋問に答えた（さらに8月以降も証人として再出廷）。沢田医師は、自身や松原教授を含め京都府立医科大学の医師は誰も臨床試験や統計解析に関する知識がなく、京都ハート研究の企画、プロトコール作成、症例の群分け方法（最小化法）、そして統計解析など、何から何まで白橋氏任せであったと供述した。PROBE法という方法も白橋氏の提案であり、沢田医師はそのときまでこの言葉を知らなかったと述べた。プロトコールは白橋氏が原案を作成し、当時の松原教授が最終的に決定したという。

暗号化されていないオリジナル登録症例リストも白橋氏が神戸CNSから入手していた。京都ハート研究論文における利益相反の問題が騒がれ始めた頃、松原教授に「白橋氏が統計解析を行ったことを明らかにしては」と進言したが、「お前が統計解析したことにしろ！」と怒鳴られたという。

２０１６年7月14日の公判では、白橋被告に対し、解析用データベースを作成したことについて検察官から微に入り細を穿って質問が行われ、白橋氏は「２００９年3月中旬に、同年１月までに神戸ＣＮＳから送られてきたＷｅｂデータ、フォローアップで送られてきた資料などをもとにＥＸＣＥＬデータを作成し、統計用ソフトＳｔａｔｉｓｔｉｃｓにコピー＆ペーストして統計解析データベースを完成させた」と答えた。そのことを沢田医師に伝えたメールも証拠として提出された。

事件発覚後の２０１２年11月、白橋氏は解析用データをＣＤに焼いて沢田医師に郵送している。その際、データのプロパティ情報の日付を論文投稿前の２００９年4月1日に変更したことを認めた。また、沢田医師は統計に必要なソフトＳｔａｔｉｓｔｉｃｓを持っておらず、作動に必要なＷｉｎｄｏｗｓのパソコンも持っていないため、白橋氏は統計ソフトとパソコンを宅配便で沢田氏に届けた。白橋氏自身も京都ハート研究の統計解析はすべて自分が行ったことを法廷で全面的に認めている。

論点2　白橋氏は暗号化されていないオリジナルデータを所有していたか

暗号化されていないデータは白橋氏も入手

データ管理を請け負っていた神戸ＣＮＳのＳ氏（白橋氏の元同僚で友人関係にあった人物）

は京都府立医科大学および関連病院から送付されてきた登録症例のデータを管理していた。2004年1月からEXCELに整理したWeb入力データを医局のA医師と沢田医師にメールで送付。白橋氏にも送付していた。白橋氏も厚労省調査委員会ヒアリングでの供述から一転して受け取ったことを法廷で認めている。

2005年4月に個人情報保護法が施行されてからはA医師、沢田医師のもとには暗号化したデータのみ送付されてきた。沢田医師は復元化する方法を知らなかったため、解凍しないままパソコンに保存していた。

一方、白橋氏のもとには、白橋氏本人からの催促によって個人情報保護法制定後も暗号化されていない生データが神戸CNSのS氏からメールで送られてきていたことが法廷で明らかにされた。なぜ厚労省調査委員会のヒアリングでは「もらっていない」と供述したのかについて検察官から追及されたが、「覚えていない」「勘違いした」と繰り返すのみであった。六十数回もメールで送られてきて、しかも「再三催促しているのに記憶がその程度ですか」と検察官に詰め寄られ、答えに窮する場面がみられた。

部下の医師に狭心症の内訳を知りたいと聞かれたため、沢田医師は白橋氏にオリジナルデータの開示を求めたことがあるが、拒否された。白橋氏は「臨床研究ではオリジナルデータは開示してはいけないことになっている。どうしても開示するというのであれば、私はKHS（京都ハート研究）から降ろさせていただく」と言ったという。

論点3　白橋氏はイベントデータを水増し改竄したか

USBメモリの復元データに45例の水増し

検察側によると、白橋被告の自宅で押収したUSBメモリから消去されたデータを復元したところ、その中には、エンドポイント委員会提出用のデータ（KHS_DATALAST.xls）や解析用データ（event_analysis.xls）などが入った複数のフォルダが存在していた。それらのフォルダにはイベント発症例の年齢、性、患者背景、一次エンドポイント発症日、二次エンドポイント、コメントなどがEXCEL形式で入力されていた。イベントについて詳細に分析するとWeb入力データと解析データの間に45症例の違いが見つかった。検察側はこのUSBメモリの復元データを被告によるイベント捏造を決定づける重要な物的証拠とした。

公判では、45例がどの時期に、誰によって水増しされたかが一つの焦点となった（これらのUSBデータ内の水増しと、沢田医師が再調査報告に加筆した症例とされる40例（123頁で詳述）とは別のものである）。

図（119頁）は、京都ハート研究において、医師あるいは医局秘書によって病院医局パソコンに入力されたイベント発生のデータが神戸CNS（データ管理会社）に送信された時点から、数回のデータ安全性モニタリング委員会（DSMB）やエンドポイント委員会を経て、解析用データに至るまでのイベント数の推移をフローチャートで示したものである（このデータの流れは、裁判の傍聴メモをもとに筆者がまとめたものであり、裁判所、検察官、弁護士に確認をとったものではない)。

Web入力データ(2009-04-01.xls)では一次エンドポイントのイベント総数193件(ディオバン群87件、非ARB群106件)であったのに、エンドポイント委員会に提出されたデータ(KHS_DATALAST.xls)では一次エンドポイント発生は220件となっており、それが最終の解析用データ(event_analysis.xls)では238件(ディオバン群84件、非ARB群154例)まで増加している(論文ではディオバン群83件、非ARB群155件)。結局Web入力データから解析用データまでの間に45件(ディオバン群△3件、非ARB群48件)の水増しがあった。

公判の中で検察官は、その45例についてモニターに映しながらStatisticsという多変量解析用アプリケーションを使って数値を入力して統計解析の実演をしてみせ、その水増しが論文における両群のエンドポイント発生率の違いに影響したことを示した。

エンドポイント委員会資料は白橋氏が作成し、回収したのも白橋氏であることが公判およびエンドポイント委員会関係者の証言から判明している。白橋氏の作成したデータ(KHS_DATALAST.xls)について審議した最終回のエンドポイント委員会では、イベント発症に疑義があり再調査が必要とされたケースが多数あったことから、それらのケースについて沢田医師から各医療機関の担当医師らに郵送やメールで再調査の依頼が行われた。しかし各担当医師の調査ははかどらず回収作業は難航した。ようやく回収された再調査カードをさらにエンドポイント委員会の医師らに送付して、イベントとして認定するか、却下するかの判定を依頼した。

図　検察側が主張する京都ハート研究（KHS）データの流れ

傍聴メモをもとに筆者が作成（弁護側はこのデータの流れを認めていない）

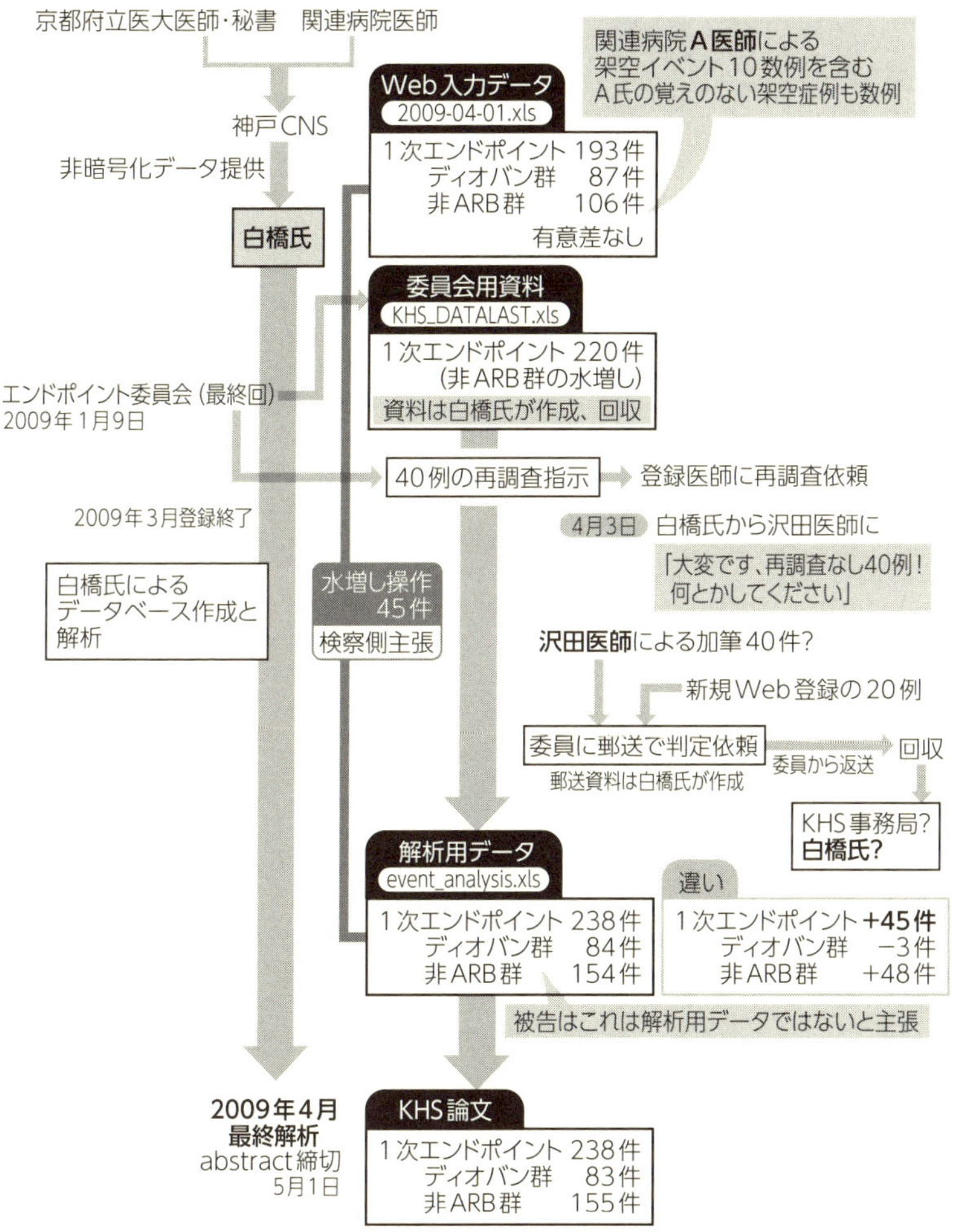

京都府立医大医師・秘書　関連病院医師
神戸CNS
非暗号化データ提供
白橋氏
関連病院A医師による
架空イベント10数例を含む
A氏の覚えのない架空症例も数例
Web入力データ
2009-04-01.xls
1次エンドポイント 193件
ディオバン群 87件
非ARB群 106件
有意差なし
委員会用資料
KHS_DATALAST.xls
1次エンドポイント 220件
（非ARB群の水増し）
資料は白橋氏が作成、回収
エンドポイント委員会（最終回）
2009年1月9日
40例の再調査指示
登録医師に再調査依頼
2009年3月登録終了
4月3日
白橋氏から沢田医師に
「大変です、再調査なし40例！
何とかしてください」
白橋氏による
データベース作成と
解析
水増し操作
45件
検察側主張
沢田医師による加筆40件？
新規Web登録の20例
委員に郵送で判定依頼
郵送資料は白橋氏が作成
委員から返送
回収
KHS事務局？
白橋氏？
解析用データ
event_analysis.xls
1次エンドポイント 238件
ディオバン群 84件
非ARB群 154件
違い
1次エンドポイント +45件
ディオバン群 −3件
非ARB群 +48件
被告はこれは解析用データではないと主張
2009年4月
最終解析
abstract締切
5月1日
KHS論文
1次エンドポイント 238件
ディオバン群 83件
非ARB群 155件

結局、委員である檜垣實男医師から最終データが回収されたのは抄録（abstract）提出締切ぎりぎりであった。最終データができるまで白橋氏と沢田医師の間で数回のデータのやりとりがあったという（白橋氏供述）。この期間のどこかで、どちらかあるいは第三者によるイベントの水増しが行われたのである。この時期のやりとりが裁判の一つの争点となったが、すでに7年という年月を経過しているせいで覚えていないのか、あるいは覚えていても言えない事情があるのか、傍聴を重ねても真相が見えてこない。沢田医師が「白橋さんにすべてお任せしていた」と言えば、白橋氏は「すべて沢田先生の指示によって行った」と言う。両者の証言は全くかみ合わないのである。

イベント水増しの具体例

水増しされたイベントは脳卒中／一過性脳虚血発作が21例で最多。狭心症は2例だった。検察官は、実際のカルテと担当医師の供述調書を提出し、解析データには「脳梗塞を発症。CTで確認」と記載され〝エンドポイント発生〟として登録された症例でも、担当医は、脳梗塞発症の事実はなく、カルテにも記載していないと供述していることを明らかにした。

また、押収されたUSBメモリのデータのうち、担当医師が自ら架空イベント水増しを認めている滋賀県の関連病院（125頁）のデータを調べると、その担当医師にも見覚えのないイベント報告が少なくとも2例存在していた。そのうち1例は左大腿骨頸部骨折で入院した症例が「左大脳動脈梗塞（ママ）」という医学用語にない病名でエンドポイント欄に記載されていたことが判明している。この点、被告は検察側に厳しく尋問されて、「左大脳動脈梗塞」と書いたことは認めたが、書き加えたことは否定した。しかしその回答は、「エンドポイントと認定された人は、その他の有害事象も抜いてしまおうとした」などと全く要領を得ないものであり、検察、裁判長とも「よく分からないのですが」と納得できない様子であった。

一方、弁護側証人は、これら45例の水増しには明らかに専門医師でなければ記述できない内容も含まれているとし、すべてが被告による改竄とは言えないことを示唆した。また弁護側は、水増ししたとされる45例を除いても非ARB群のイベント発生はかなり多く、有意差も変わらなかったと法廷で主張した。

白橋被告は、検察による尋問に対して、USBメモリから再現されたデータは、有害事象を抽出するための資料として作成したもので、解析に用いたものではないと反論した。

検察官は具体例の一つとして、担当医師から提出されたC票に二次エンドポイントとして記載されていたインフルエンザの例を挙げ、この症例が解析用データでは一次エンドポイントとして脳卒中に置き換えられていた点を追及した。被告は置き換えたことは認めたが、「もともとあった確定データを置き換えたものである」などと苦しい弁明を行った。白橋被告は、確定データは沢田医師からもらったと主張している。

また別の症例では、C票には一次エンドポイントも有害事象も何も書かれていないのに、解析用データには急性前壁梗塞の所見がイベントとして記載されていたことについても検察官は追及した。被告はその理由は分からないとし、「全体から判断した」と曖昧な答弁に終始した。

白橋氏も病院訪問でカルテ閲覧

登録後、検査結果やイベント発生などでデータの不備が認められた症例については白橋氏が大学事務局に送付し、沢田医師が登録した医師に連絡して不備部分の記載を呼びかけた。それでも現場の医師が転勤したなどの理由で記載されない例も多かった。そこで沢田医師、医局秘書、白橋氏はそろって関連病院を訪問し、カルテを閲覧、調査票に必要事項を記載・補充した。白橋氏もカルテを閲覧し、内容について沢田医師に確認していたという。

都合により沢田医師が予定の日時に関連病院を訪問できないことがあったが、そのときは白橋氏が単独で病院訪問してカルテを閲覧したという。調査用紙に記載したデータは、医局秘書がWebに入力した。白橋氏がカルテを閲覧でき、かつ調査票に記載できたということ自体にも問題があると考えられる。

白橋氏のみがどちらに割り付けられているかを知っていた

イベントを判定するエンドポイント委員会では、白橋氏が割り付け群をマスクした状態で検討資料を準備し、開封したまま各委員の席の前に置いていた。白橋氏はC票のコメント欄の記載をもとに委員会での判定資料を作成した。白橋氏から「統括医師である沢田先生は委員会には出席してはいけない」と言われたので、沢田医師は医局秘書の隣でパソコンを使い自分の仕事をしていた。

エンドポイント委員会での検討結果の取りまとめはすべて白橋氏が行っていた。沢田医師によると、時折委員から白橋氏に「この症例はどうなんや」といった質問をする声が聞こえ、取りまとめた検討資料は白橋氏が持ち帰ったという。しかし取りまとめた検討資料の管理については、白橋被告、沢田医師双方とも「自分はしていない」と否定している。

委員会終了後の判定結果の管理は、本事件を解明する上で非常に重要なポイントである。白橋氏は第1回エンドポイント委員会での席上、委員会の役割についてパワーポイントを使って参加者に説明した。判定資料は独立解析機関が保管することになっており、事務局では保管してはいけないと説明していたとする資料が検察側から示された。この場合、独立解析機関とは実質的に白橋氏であることは本人も認めており、事務局とは沢田氏のことである。したがって、客観的に見た場合、判定資料の保管管理をした者は白橋氏以外には考えにくいが、それを認めることは彼にとって致命的なのであろう。検察官の執拗な質問に対して繰り返し保管の事実を否定した。

論点4　沢田医師の加筆はディオバン群有利に作用したか

「沢田先生、なんとかしてください」

京都ハート研究の症例登録が終了し、欧州心臓病学会の特別演題への応募締切が迫った

２００９年４月上旬、白橋氏から沢田医師に「大変なことが発覚しました。会ってから話します」と連絡があり、大学の外来で会うと、「実はエンドポイント委員会で差し戻しとなった症例40件ほどが再調査されていませんでした。なんとかしてくれませんか」と相談を持ちかけられた。

これから再調査となると、すべての調査が完了するのに２カ月ほどかかり、４月末日の演題締切には到底間に合わない。そうなれば、欧州心臓病学会での発表を厳命していた松原教授から「お前なんかどこかへ行ってしまえ」と罵声を浴びせられるのは確実。そう思った沢田医師は、悩んだ末に「私が加筆すればよいのですか」と答えた。白橋氏は「ありがとうございます」と礼を言ったという。

沢田医師は、加筆した事実は認めたものの、各症例がどちらの群に属しているかは不明のままだったので、イベントの偏りに影響することはないと法廷で答えた。しかし「すごくつらい気持ちではあった」と心情を吐露した。このときの加筆は、エンドポイント委員会でイベントとして提出されたイベントカードに、登録医の診断方針に沿う方向で補足し書き加えたものであったという。具体的には、「脳卒中」というイベントが記載されていれば、ＣＴかＭＲＩは撮影していたであろうと推定し加筆したという。

沢田医師は、被疑者として検察の取り調べを受けた際、白橋氏の自宅で押収したUSBメモリから消されたデータを再現したところ、イベント報告書の一覧表の備考欄でイベントの書き換えがあったという資料を見せられ、驚いたという。「このとき初めて白橋さんがデータを改竄したと思った」と検察側の質問に答える形で供述した。

論点5 関連病院のA医師によるイベント水増しの影響

「人事上の優遇が得られると思った」

京都ハート研究でのイベント発生数を医療機関別に見ると、京都府立医科大学病院が登録症例数310例に対してイベント発生55例（17・7％）。その内訳を見ると、ディオバン群14例、非ARB群41例と両群に異常なまでに差がある。済生会滋賀県病院は290例の登録に対して38例（13・1％）、村上記念病院も29例の登録に対して7例（24・1％）と高く、この3医療機関のイベント発生数の多さが際だっている（TRIによるKHS調査報告書より）。

特に済生会滋賀県病院では、狭心症の発症数がディオバン群と非ARB群の間で異常な差があることが公判で明らかにされた。

当時滋賀県内の関連病院の循環器科に出向していたA医師は、公判の中で次のように供述している。

「私は100人の症例を登録し、そのうちバルサルタン（ディオバン）群2例、非ARB群24例のイベントを報告した。非ARB群の24例のうち、10例は胸痛もなく、明らかな冠動脈狭窄もないのに、狭心症として虚偽の報告をした。バルサルタン群では実際に3例のイベントが発生していたのに2例のみ報告し、バルサルタン群が有利になるようにした。

循環器科の医師を増員してほしかったので、登録数を増やすことで人事上の優遇が得られると思った。また京都市内からの通勤は非常に時間がかかることもあり将来的に京都市内の職場を希望していた。松原教授は関連病院部長を集めた研究会に来て、『KHSは3000例集めたい』との意向を示した。登録が多い関連病院は評価し、少ないと叱責した。松原教授の熱意を感じ、150例は集めようと思った。

常に関連病院ではトップクラスの登録数だった。臨床研究の成功とは狭心症などでバルサルタンに有利な結果が出ることだと思った。医局では多額の奨学寄付金をもらっていることから結果で差がないということは価値のないことだと思ったので、バルサルタンに有利な結果を出したいと思った。すべて自分の判断で行った。

KHSの結果が発表され、バルサルタン群が圧倒的に良い結果が出たときには喜んだ。しかし松原教授から表彰を受けたが、人事上の優遇はしてくれなかった。重大な違反とは認識していなかったが、いまとなっては浅はかな考えであった。多くの医師、患者をあざむいたことは申し訳ないと思っている」


関連病院A医師の供述は、教授を頂点とする大学医局のヒエラルキーの中で関連病院に派遣された医師の気持ちを直截的に表している。どこに出向していても、いつも心は大学医局に向いているのである。

前述の通り、この滋賀県関連病院の非ARB群の突出したイベント発生例の中には、実はA医師にも見覚えのないイベント発生例までもが少なくとも2例含まれていることが検察側によって明らかにされている。関連病院の医師によるイベント水増しは、データ捏造問題全体のごく一部とみるべきであろう。

論点6 サブ解析論文（CCB論文）は改竄があったか

本裁判の対象となった京都ハート研究のサブ解析論文のうち、虚偽・誇大広告疑惑の最大の鍵を握るのがCCB論文である。

当初の群分けでは有意差つかず

京都ハート研究が2009年秋に発表された頃から松原氏はノバルティス社主催の講演が急激に増えた。聴衆から併用薬剤に関する質問が多く寄せられたため、松原氏はカルシウム拮抗薬併用の有無でのエンドポイント発生の違いについて調べるように白橋氏に依頼した。

白橋氏は、担当医師からWebに入力されているA票、B票には、割り付け前の併用降圧薬の記載はあっても、割り付け開始時あるいは試験中の併用降圧薬に関してはせいぜい3割くらいしか記載されていないために「無理だ」と考えた。それでも松原、沢田両医師からの要請もあり、やむを得ず、判明している3割前後の併用の内訳を全体に反映する形で推定した。裁判では、併用薬に関しては「ウソだったのか」と質問され、白橋氏が「そうです」と答える一幕もあった。

松原氏は、ディオバン使用例でカルシウム拮抗薬併用群と非併用群でエンドポイント発生に当然差がつくと予想していたが、白橋氏からの回答は予想に反して「有意差なし」であった。それに対して松原氏は「どういった解析でも有意差は出ませんか」と食い下がっている。食い下がった理由として、海外のＡＣＣＯＭＰＬＩＳＨというトライアルでＡＲＢと作用機序が似ているＡＣＥ阻害薬とカルシウム拮抗薬併用の有用性が示されたことから、カルシウム拮抗薬の有無がエンドポイント発生に大きく影響することを予測したと松原氏は述べている。

結局、最終的には京都ハート研究参加者をカルシウム拮抗薬使用群と非使用群に後付けで群分けして、その中でさらにディオバン使用群と非使用群の4群に分けることでようやくカルシウム拮抗薬とディオバンの併用が有用であるという奇妙な結論を導き出している。

カルシウム拮抗薬使用群、非使用群の割り付けも、12カ月間観察し得たものと、そうでないものとで分けたとしているが、実際には、被験者の年齢や合併症に照らし合わせながら「ガイドラインによれば使用したであろう」あるいは「使用しなかったであろう」などという憶測によって分けたことも公判で明らかにされている。かなりデタラメな分け方であるが、それを白橋氏単独で行ったのか、沢田医師の承諾のもとで行ったのかは、双方の言い分が真っ向から対立している（130頁参照）。

「宣伝のためですか」「図星です」

このサブ解析の結果は、２０１０年の欧州心臓病学会に抄録を提出し、特別演題セッションで採択され、ファストトラックによる欧州心臓病学会誌への同時掲載の打診が来たが、他のテーマで発表することになり同時掲載はしないことになった。掲載しないことが決まったとき、白橋氏から沢田氏に対して「論文化しないとはどういうことか。会社としてプロモーションに使えない」などと激怒した文面のメールが送られてきて、沢田氏は仰天したという（「m3.com」2016年2月3日）。

一方、ディオバンとカルシウム拮抗薬アムロジピンの配合薬である「エックスフォージ」の長期処方解禁が間近に迫っていたことから、本論文掲載に大きな期待を寄せていたノバルティスファーマとしては白橋氏を通してサブ解析の論文化を急がせる必要があった。沢田医師が論文化を急ぐ理由について白橋氏に「宣伝のためですか」と尋ねると、「図星です」という答えが返ってきたという（沢田氏供述）。白橋氏は論文作成を促したことはないと否定しているが、「図星です」という言葉はリアルである。

論文投稿から雑誌掲載までかなりの時間があったが、その間にも執筆者の一人である白石淳医師から図表の数値と本文の数値に大きな違いがあることなどを指摘され、ゲラの段階で修正したという。沢田氏は白橋氏が多忙過ぎてこのようなミスを起こしたのだと考えていたという。

2 白橋被告証言と医師らの証言に大きな齟齬

沢田医師や松原医師の証言と食い違い

公判の山場である白橋被告に対する尋問は2016年5月11日午後、検察側による調書読み上げに続いて、弁護人質問から開始された。供述の内容は、それまでの沢田証人、松原証人らの供述あるいは大学の調査結果とは大きく異なることが多く、真相究明の難しさを感じさせた。

2008年12月のデータ安全性モニタリング委員会（DSMB）の席上に提出された元のWebデータによる中間解析では、両治療群のエンドポイント発生数に有意差はみられなかった。その席上、委員の一人から固定後のグラフ作成を依頼されたが、白橋氏は固定されていないのに解析するのは無茶な話だと思ったという。しかし沢田氏から何とか上手くやってくれと依頼されたので、一見明らかな差があるデタラメなカプラン・マイヤー図を作成し、2009年1月の最終のDSMBで提示した。この点について裁判長に「できないのならできないとなぜ言わなかったのか」と問い詰められ、「会議の流れ」と口ごもる場面があった。

裁判長の職権で沢田医師が再出廷

白橋氏の供述には沢田医師の供述とあまりにも食い違いが多く、辻川裁判長は2016年6

月28日の公判で、すでに2月に6回出廷していた沢田医師を再度証人として法廷に呼ぶことを検察側、弁護側双方に提案した。弁護側は反対したが、検察側証人として呼ぶことが決まり、沢田医師への再尋問が8月18日に実現した。

この日の公判の冒頭では、京都府立医科大学において登録された310例のうち、検察側がこれまで「不存在」としていた57例のカルテが実は現存していたことが明らかになり、弁護側は検察側の捜査の不備であり、反則行為に相当すると追及した。検察側は「深くお詫び申し上げる」と陳謝するとともに、その原因について、310例の中には医師の異動によって別の病院で登録した症例が多く含まれていたためと説明した。

沢田医師の再尋問では以下の点が確認された。

①委員会資料：白橋氏がエンドポイント委員会資料作成は沢田医師に相談したとしている点について、沢田氏は一切の相談もなかったと完全に関与を否定。どの症例を委員会にかけるかなども白橋氏がすべて単独で行ったと答えた。検察側は、WebデータのC票では「イベントなし」とされているにもかかわらず委員会判定資料に脳卒中あるいは一過性脳虚血発作と記載されていた複数の症例を示し、白橋氏への指示を確認したが、これについても沢田氏は一切の関与を否定した。また、特記事項の中に「頭蓋内の主幹動脈狭窄」という記載があることについて沢田氏は「このような記載は医師なら決してしない」と述べた。

②CCB論文：CCB論文の作成において白橋氏がその群分けは沢田医師に相談しながら行ったと証言している点について沢田氏は、一切の相談もなく、白橋氏が単独で行ったも

のであると述べた。白橋氏が推定で群分けしたことについても知らなかったとし、群分けの定義や解析用群分け作業などは白橋氏が単独で行ったと答えた。CCB論文作成時には京都市内のホテルで複数の医師と会議を開いたが、白橋氏が「辻褄が合わないデータを医師の確認のもとで修正した」と述べているのに対して、沢田氏は「イベント数が合わないなどの指摘が出たことはなく、データを修正したこともない」と被告の証言を強く否定した。

3 誰が血圧値の操作を行い、誰がイベント数を捏造したのか

なぜ「奇妙な一致」が争点にならないのか

公判を傍聴して最も疑問に思ったのは、なぜ、血圧値の「奇妙な一致」が争点になっていないのか、ということである。一連のディオバン関連論文不正問題は、由井氏が指摘した、慈恵ハート研究、京都ハート研究、VART研究の血圧値がディオバン群と対照群で一致する問題に端を発していたはずである。その背景には、ディオバンの「降圧を超えた心血管合併症予防効果」を是が非でも証明したいという意向が企業あるいは研究者側のいずれか、あるいは双方にあったと考えられる。したがって、イベントの水増しのほかに、もう一つ、ディオバン治療

群と対照群の最終血圧値の完全一致というあり得ない現象を解明することも本件の真相究明のためには不可欠なのである。

この問題について、これまでの各大学や厚労省による調査結果、そして公判で明らかになった事実から私なりの考察を行ってみたい。

両群の血圧値が同じになる不思議

由井氏が指摘したように、慈恵ハート研究、京都ハート研究はいずれも達成血圧値が収縮期血圧、拡張期血圧ともディオバン群と非ＡＲＢ群で完全に一致し、しかも標準偏差までもがほぼ同じである。ＶＡＲＴ研究でも収縮期血圧、拡張期血圧が完全一致。名古屋ハート研究の血圧経過グラフでも全経過を通じてほぼ同じ血圧レベルで推移している。

ＳＭＡＲＴ研究、ＶＡＲＴ研究では血圧値の推移に奇妙な現象がみられている。試験開始後はしばらく対照群の方が低いレベルで推移しているのに、最後の時点になるとピタッと両群が同じ血圧レベルになり、かつ標準偏差が小さくなっているのである（92頁図参照）。

実は、ＡＲＢとアムロジピンの比較試験で治療後の両群の血圧が同じになること自体、これまでの臨床研究からみるとあり得ないことなのである。ディオバンとアムロジピンの心血管合併症予防効果を二重盲検法で比較したＶＡＬＵＥ試験では、両群の血圧値が同じレベルになるように現場担当医が降圧薬を調整していたにもかかわらず、ディオバン群の血圧レベルはアムロジピンと同じレベルに達することができなかった（**表**）。

同じくARB（カンデサルタン）とアムロジピンを比較したわが国のCASE-J試験でもARB群の血圧レベルはアムロジピン群よりも全経過を通じて高く、3年後でも収縮期血圧で1・7mmHgの差がある。しかもより多くの降圧薬を併用してもアムロジピンの降圧効果に追いつけないのである。これは我々の日常診療の経験でも同様であり、ARBではアムロジピンと同じレベルには下がらないのである。

　慈恵会医科大学の調査結果によれば、最終統計用データと大学保有データの血圧値に86件（12・8%）の不一致がみられ、最終統計用データでは収縮期血圧で130mmHgに近づくように操作されていたという。血圧値に欠損値があった場合、その欠損値をディオバン群有利に補完することも考えられる。このように両群の血圧値を同じレベルに操作することが可能な人間は、統計解析に関わった人物以外には考えにくい。

表　ディオバン関連臨床研究とVALUE、CASE-Jの比較

	ディオバン関連臨床研究					参考臨床研究	
	慈恵ハート研究	京都ハート研究	VART	名古屋ハート研究	SMART	VALUE（海外）	CASE-J（日本）
対照薬	従来薬	従来薬	アムロジピン	アムロジピン	アムロジピン	アムロジピン	アムロジピン
血圧値	一致	一致	一致	ほぼ一致	ほぼ一致	劣る	劣る
	5試験すべてで血圧値の不自然な一致→共通に関わった特定人物が関与か?						
主要エンドポイント	圧勝	圧勝	有意差なし	有意差なし		有意差なし	有意差なし
	慈恵ハート、京都ハートで特定医師の操作か?						
副次エンドポイント	圧勝	圧勝	優位	優位	優位	敗北	圧勝
	副次エンドポイント圧勝・優位は、特定人物の操作かあるいはPROBE法の悪用か?						（不正発覚）

副次エンドポイントに疑義（VART）

心不全で有意だったが訂正された（名古屋ハート研究）

副次エンドポイントで不正が発覚している（CASE-J）

各大学の調査結果によれば、ノバルティスファーマ元社員は、五つの試験すべての統計解析に関わったことが明らかになっている。

イベント水増しは医師・白橋氏双方の可能性

エンドポイント（疾病や死亡の発生）に関しては、慈恵ハート研究と京都ハート研究において、対照群に多く、ディオバン群に少なくするという操作があったことが明らかになった。慈恵ハート研究、京都ハート研究とも、狭心症や心不全による入院あるいは一過性脳虚血発作などの客観性に乏しいイベントが対照群で多く、ディオバン群で少なくなっているのである。慈恵ハート研究の調査委員会の関係者によると、解離性大動脈瘤という客観性のある疾患の発症までもが両群に大きな偏りがみられたことから、PROBE法の悪用以外の何らかの恣意的操作が行われた可能性が疑われる。

慈恵ハート研究では、研究責任者である望月氏のエンドポイント発生報告例が全体の4割近くを占めるという異常さである。しかもそのうち90％が非ディオバン群でのイベントであり、他の医師たちのイベント発生数とほぼ同数であったことを考えると、あまりにディオバン群有利に偏りすぎている（87頁表参照）。

京都ハート研究でも、関連病院の医師がディオバン群有利になるようにイベントを捏造したことが特捜部の調査で判明している。沢田医師が事務局の立場で、他の医師が登録した症例のイベントカードの補筆を白橋氏に依頼されて行ったことも明らかになっている。しかし沢田医師自身はどちらの群の症例かについては分かっておらず、偏りはないと公判で供述している。

イベント数で圧倒的にディオバン有利な結果を導いた慈恵ハート研究と京都ハート研究は、現場医師の恣意的な操作が最終結果に影響した可能性が高い。

しかしそれ以上に、白橋氏の自宅から押収されたUSBメモリの復元データに、実に45例もの水増し症例が見つかったという事実は大きい。しかも「左大脳動脈梗塞」という医師なら決して使用しない病名も書き込まれている。検察は秘書、沢田医師の上司などWeb入力可能な人物について調べを行っているが、いずれも入力を否定している。関連病院の医師によるイベント捏造と生データ解析段階での操作の双方がイベントを大幅にディオバン群有利に導いたと考えられる。

VART研究、名古屋ハート研究、SMART研究で見られた心不全の抑制や蛋白尿抑制といった二次エンドポイントも客観性に乏しく恣意性が入りやすい。

したがって、血圧値に関しては統計解析担当者が意図的に操作し、イベント発生数に関しては、白橋氏と一部の担当医師が恣意的に操作した可能性が高いと言えよう。

「JHSさえ始めなければ…」

最初に、慈恵ハート研究において血圧値が一致し、イベント抑制効果が39%という当初念願していた「降圧を超えた心血管保護」が達成できた。第二弾の京都ハート研究でも同様の結果が出なければ慈恵ハート研究の信頼性も揺らぐということで、京都ハート研究の統計解析担当者に別の意味での圧力が加わり、45％の抑制効果という結果になった可能性もある。慈恵ハート研究の研究責任者が大学調査結果にあるようなイベントの恣意的操作を行ったとすれば、この研究者の責任はきわめて重い。

望月氏は複数の友人に宛てた手紙の中で、検察の取り調べは20回に及んだが、最終調書への署名を拒んだとき、検事の態度が一変し、「ＪＨＳ［＝慈恵ハート研究］さえ始めなければＳ［＝白橋］被告は悪いことをしなくてすんだ」という趣旨のことを言われたと記している。検事の言ったことは当たっているのかもしれない。

4　公判のまとめ

本書執筆時点では、まだ判決は言い渡されていない。しかしこれまで可及的多くの時間を割いて傍聴してきた者として、初公判で辻川裁判長が示した争点をおさらいし私なりの見解を示したい。

①白橋被告は、ＣＣＢ論文などの作成に関して非ＡＲＢ群の心血管イベント数を水増ししたデータに基づいて図表を意図的に作成したか

➡この点に関して白橋氏は、最初から「ポジティブストーリー」ありきであったと供述しており（２０１６年５月24日公判）、解析方法を変えるなどして意図的に作成したと考える

のが妥当であろう。それが松原・沢田医師たちの指示によるものなのか、あるいは、白橋氏単独で行ったものなのかが最大の焦点である。

②白橋被告は、ＣＢ論文作成に関して、定義に基づかない恣意的群分けによる解析結果を記載した図表を提供したか

➡最初計画したディオバン使用例についてのカルシウム拮抗薬併用例と非併用例の群分けでは有意差がつかなかったため、まずカルシウム拮抗薬使用群と非使用群に分け、それからディオバン使用例、非使用例に分けるといった不自然な群分けを行い、それに基づいた解析結果を提供したことが明らかになっている。ただし、この群分けは松原氏の命令によるものであり、沢田氏に相談しながら行ったと白橋被告は供述している（２０１６年5月24日公判）。

③各論文は薬事法66条1項の「虚偽の記事」に当たるか

➡明らかに虚偽の記事といえる。

④白橋被告の改竄行為は被告会社の業務に関係するか

➡この点については明らかにされていない。

公判に出廷した証人は、虚偽の陳述をすると罰せられる場合があると裁判長から諭される。白橋、松原、沢田各氏の供述には食い違いがいくつもあり、3氏の誰か、あるいはいずれもが嘘を述べている印象は拭えない。証言に大きな齟齬がある中で、裁判官は最終的にどのような判決を下すのであろうか。

第5章

〝赤い罠〟に巻き込まれた人たち
――それぞれの背景と言い分

一連のディオバン論文不正事件のキーワード――「降圧を超えた効果」は「血圧を下げる以上の〝何か〟を持っている薬」という意味である。確かに、理論上はレニン-アンジオテンシン系を受容体レベルでより完璧に抑制するARBにはACE阻害薬以上の確かな「降圧を超えた心血管保護効果」が期待でき、企業や研究者たちは「同じ血圧、大きな効果」を夢に描きながら臨床研究結果を待ちわびていた。ところが実際には夢は夢でしかなかったのである。

本章では、関係者がどのようにして今回の事件に巻き込まれていったのかをそれぞれの背景から探ってみたい。

1 慈恵ハート研究責任者——望月正武医師

統合循環器科の初代教授に就任

慈恵会医科大学（正式名称＝東京慈恵会医科大学）は1881年（明治14年）に高木兼寛によって創設された屈指の名門私立医科大学である。高木兼寛は、明治期の脚気論争において感染症説を唱える陸軍軍医総監森鷗外と激しく対立し、世界航海の二つの軍艦の食事を洋食と和食に分けて脚気発症数を比較することで栄養欠陥説の正しさを実証した偉人である。わが国のEBM（科学的根拠に基づく医療）の元祖として名高い高木兼寛の業績に傷をつけた今回の事件の爪痕はあまりにも大きい。

慈恵会医科大学は、東京・港区にある慈恵会医科大学附属病院（本院）のほかに、葛飾区の青戸病院（現在葛飾医療センター）、東京都狛江市の第三病院、千葉県柏市の柏病院などの分院がある。当時、循環器科には総勢100名を超える医局員がおり、本院では教授が統括していたが、分院では、部長あるいは医長に循環器科の診療体制が任されていた。

そこで研究・教育の面から、慈恵会医科大学グループの循環器科を一つに統合することになり、2000年4月に附属4病院（本院、青戸、柏、第三）の循環器グループを統合した循環器内科が創設され、その初代教授に、基礎研究に実績のあった望月正武氏が就任した。

望月氏は1968年に慈恵会医科大学を卒業。米国や英国への留学を経て、1987年から慈恵会医科大学青戸病院助教授を務めた後の昇進であった。

医局員の結束を高めるために

長年の懸案であった循環器グループの統合は大学にとって望ましいものではあったが、各病院はまだ従来のセクト意識からなかなか抜け出せない状況でもあった。そこで初代教授に就任した望月氏は、循環器グループの結束を固めるために臨床研究を実施することを思いついた。

それにはまず資金が必要である。望月氏は循環器系薬剤、特に高血圧治療薬を販売している製薬企業各社のプロダクトマネージャーを呼び、循環器用薬剤の大規模臨床試験の構想を提案、資金提供者を募集した。この時点ではどの薬剤で何をやるかという具体的構想はないため、各社は提案を受け入れることをためらっていた。そこで望月氏は出入りのノバルティスファーマのMRにも相談を持ちかけた。

ノバルティスファーマは当時、発売予定のディオバンに臨床試験という付加価値を与えることで販売促進につなげたいと考えていた。話を聞きつけたマーケティング部門幹部は慈恵会医科大学を訪問、望月氏と面談し、臨床試験の経済支援を引き受けた。

その後、望月氏は、欧州での学会に出席した際、ノバルティスファーマ社員からスウェーデン・サルグレンスカ大学のビヨン・ダーロフ准教授（当時）を紹介された。

白橋氏との出会い

東京に戻った望月氏は、ノバルティスファーマのマーケティング部門責任者としばしば会い、部下を交えて試験の企画について具体的な検討に入った。

まずプロトコール作成委員会が立ち上げられ、望月氏が班長となり案が練られた。その際、欧米のように二重盲検法でいくのか、オープン試験の亜型であるPROBE法でいくのかという議論がなされたが、ダーロフ氏のアドバイスもあり、患者のリクルートのしやすさ、費用の点からもPROBE法で行うことが決定された。

望月氏らが慈恵会医科大学には生物統計の専門家がいないことを打ち明けると、ノバルティスファーマのプロダクトマネージャーは、統計解析に詳しい専門家ということで白橋伸雄氏を推薦した。面談した際に名刺を見ると「大阪市立大学臨床疫学部所属」となっており、統計の専門家であると信じた。

望月氏の供述によると、当初は白橋氏がノバルティスファーマの社員であるとは思わなかったが、1年くらいしてから当人から受け取ったメールの肩書がノバルティスファーマとなっていたので社員と認識したという。統計解析の結果は白橋氏から送られてきた。データ管理会社「神戸CNS」のS氏とは面識がなく、管理されていたデータは神戸CNSから医局内の研究事務局に送付されてきた。学会での発表スライドは白橋氏が作成したものを提供され、それを使用したという(厚労省調査委員会のヒアリングでの供述)。

基礎医学者の堀内氏がエンドポイント委員長に

試験開始にあたっては、イベントが適正か否かを判定するための専門委員会であるエンドポイント委員会を設置する必要がある。しかし、この領域に人脈を持たない望月氏には、委員として適切な人材が思い浮かばない。するとノバルティスファーマ幹部が、委員長に愛媛大学の堀内正嗣教授、委員に東邦大学の山崎純一氏、大阪大学の楽木宏実氏を推薦した。望月氏はいずれの業績についても詳らかではなかったが、同社幹部の強い推薦に押されて委員任命を了解した。

堀内氏は1999年2月から愛媛大学医化学部門教授となっており、また1993年にスタンフォード大学医学部に留学してからはほぼ10年間臨床と無縁の研究生活を送っている。そのような医師を、エンドポイント委員長という高度な臨床判断を必要とするポジションに任命することと自体がきわめて不自然である。堀内氏はこの頃からノバルティスファーマの講演にしばしば招聘され宣伝活動を行っており、同社と極めて親密だった。

自ら率先して症例リクルートに励む

望月氏は、当初は大学の研究費で賄えると考えられる規模での臨床研究を企画していたが、ノバルティスファーマからの提案により、とりあえず奨学寄付金という形で資金提供を受ける契約を結んだ。

2002年初頭から患者登録が開始され、望月氏は患者のリクルートなどを自ら率先して行った。すでに述べたように、望月氏のイベント登録は全登録数の4割近くを占め、その90％が非ディオバン群であり、誤った結論を導く要因となった可能性が高いことが、後に外部調査の結果によって明らかになる。

部下からの撤回要請に耳を貸さず

慈恵ハート研究に対する世間の疑惑が高まる中、慈恵会医科大学内にもその内容に疑念を抱き始めた医師が少なからずいた。

望月氏の部下であり、慈恵ハート研究の事務局で中心的な役割を果たしていたS医師もその一人である。最初は論文内容に自信があったが、2011年頃、一部の外部医師から批判が出始めたことから望月氏に信用が置けなくなったと供述している。

以下はS医師の検察への供述内容である。

2011年頃、やはり本研究のイベントの大きな偏りに疑念を感じていた医局の同僚T医師から、独自に調査したいと協力を依頼され、C票のCD-RをT医師に渡した（CD-Rはその後返却され、学内調査委員会に提出された）。

数日後、T医師から脳卒中、狭心症に関してC票のディオバン群と非ARB群に大きな齟齬があるとして、非ARB群65％、ディオバン群5％というあり得ない数字を見せられた。

この調査結果から、S医師、T医師ともに本論文は撤回すべきであると考えるようになった。

しかし医局の教授に対してそのことを切り出すことはできず、学内でも臨床研究に造詣が深い、院内他診療科のK教授に相談した。K教授は即座に「その調査結果は公表すべきであり、サブ解析などやるべきでない」との判断を示した。しかし、望月氏に論文撤回を促すことは断った。

S医師は自ら論文撤回を促すため、意を決して望月氏の自宅のある鎌倉を訪ね、駅前の喫茶店で話し合いをした。T医師の調査結果を見せて論文撤回を進言すると、望月氏は「これが事実だよ」を繰り返し、撤回に応じる気配を全く見せなかった。S医師がこの研究から降ろさせていただきたいと言うと、「お好きなように」と答えたという。

S医師は検察の調べに対して「望月氏以外でイベント報告にバイアスをかけた医師はいないと思う」と答えている。

2013年、慈恵会医科大学調査委員会が、血圧値に不正があったことを明らかにしたが、その頃には医局員のほとんどが望月氏のイベント内容に疑問を抱くようになっており、「あれは慈恵ハートではなく、望月ハート研究だ」という声もささやかれるようになった。

望月氏の反論――友人への書簡

望月氏は、大学調査委員会の最終報告書に強く反論し、自らの潔白を訴える書簡を複数の友人に送っている。書簡によれば、彼が手書きで提出したイベント報告用紙が何者かによって異なる事象に手書きで加筆され、改竄されていたというのである。しかも、エンドポイント委員会においてイベントとして採用されやすくなるような工作がWeb上でなされていたという。

書簡では、「慈恵ハート研究のデータセンターに入り、パスワードを参照すれば、すべての医師のデータにアクセスが可能でした。独立解析機関（白橋氏）の指示で入力による操作が行われていたことや大学データセンターで当初の計画とは異なるものが作成されていたことは考えもしなかった」と自らの関与を否定している。これらのことは大学の調査委員会からの質問で回答したが、最終報告書には反映されなかったと友人に吐露している。

望月氏は最終報告書の記載内容を真っ向から否定し、独立解析機関である白橋氏あるいはその関係者による操作であることをほのめかしている。

入院履歴のない心不全入院、画像のない解離性大動脈瘤

大学側による最終報告は、一連のディオバン事件の真相を明らかにする上で非常に示唆に富んだ内容である。すなわち望月氏が報告したイベント発生件数が突出して非ディオバン群に多いということは、望月氏が意図的にイベント数を非ディオバン群で多くした可能性が高い。

しかも、造影CTなどによる客観的な診断根拠が必要な解離性大動脈瘤発症が、論文ではディオバン群2例に対し対照群では10例と大きな差がみられるが、これに関して大学調査委員の一人は、胸痛すらカルテ記載がなく、入院もしていない例が数例あったと語っている。

望月氏は疑いがあった症例はすべてイベントとして提出したためと説明しているようであるが、そうなると対照群に偏ったことの説明が困難になる。

慈恵ハート研究に関して検察側から詳細な調査依頼を受けた厚労省関係医師による供述調書

によると、心不全入院となっているのに実際には全く入院履歴がなかったり、CTで陳旧性のラクナ梗塞（小さな梗塞病巣）で神経学的所見が陰性の例までも脳卒中発症としてしまうなど、そのカルテはきわめて杜撰であったという。

また、望月氏が「何者かによって手書きで加筆されていた」と言っていることに関しては、彼自身が部下の若い医師に命じて清書させていたことが判明している（大学調査委員）。

さらに重要なことは、イベントを最終的に判定するエンドポイント委員会の役割である。解離性大動脈瘤という客観性のある疾患発症をきちんと評価していたのかどうか、場合によってはエンドポイント委員会の委員長である堀内正嗣氏の責任問題にもなる。

一方、血圧値が両群で一致したことに対しても恣意的に操作されていたと調査委員会は報告しているが、この点に関してはデータを全体的に操作できる人間は限られる。捏造なのか、あるいは、PROBE法を悪用した恣意的な行為なのかは、ディオバン論文すべてに共通する最大の問題である。

2 暗躍する欧州高血圧学会の大物——ビヨン・ダーロフ氏

慈恵ハート研究ではセカンドオーサー、京都ハート研究ではサードオーサーとして論文に名を連ね、ノバルティスファーマの広告座談会などに頻繁に登場しているビヨン・ダーロフ氏とはどういう人物であろうか。彼にも焦点を当ててみる必要がある。

PROBE法で助言

スウェーデンの港湾都市ヨーテボリは、ヨーテボリ大学など19世紀に設立された歴史ある名門大学を抱える学術都市としても知られる。ダーロフ氏は、そのヨーテボリ大学関連のサルグレンスカ大学病院教授という肩書のほかに、Scandinavian Clinical Research Institute（スカンジナビア臨床研究機関）という臨床試験支援会社の副社長としての肩書も持っている。彼の上司である故レナート・ハンソン教授が成功させた数々の著名な大規模臨床試験に名を連ねている欧州高血圧学会の大物である。故ハンソン教授は、ＰＲＯＢＥ法を考案した人物として知られる。

望月氏は、欧州の学会でノバルティスファーマから彼を紹介されたのをきっかけに、臨床試験の企画、実行、論文発表など様々な点についてアドバイスを受けるようになった。例えば一連の臨床試験で問題になったＰＲＯＢＥ法に関しても、日本の実情を勘案すると最もやりやすい方法であるとアドバイスされた。

本来ならＰＲＯＢＥ法の場合、狭心症や心不全などの客観性に乏しいエンドポイントを設定してはいけないのだが、入院という事実を追加することで客観性が得られるとの助言も受けた。しかし入院という制約を追加しても、担当医の意思に依存するという非客観性はあり、適切な助言ではなかったのである。

発表前に結果を熟知か？

望月氏とダーロフ氏は慈恵ハート研究の中間解析結果を発表前から熟知し、打ち合わせをしていたことが、「日経メディカル」2005年4月号の記事広告での対談で明らかになっている。

ダーロフ　この中間報告ではプライマリーエンドポイントに両群間に有意差はないとのことですが、その差は約30％ですから、この違いが保持されたままイベント数が倍になれば有意差が出てくると考えられます。

望月　最終的にプライマリーエンドポイントの数は約300例になると予測しています。

ダーロフ　そこまでいくと有意差が出るでしょうね。臨床試験ではプライマリーエンドポイントで有意差が出ることが最重要です。担当の統計学者とも綿密に打ち合わせて、ぜひ、有意差が出る地点まで試験を継続させてください。

「中間報告」とは2002年1月16日から2004年8月20日までのデータを対象とした中間解析結果のことである。

本来、研究責任者は、データ管理や統計からは完全に独立していなければならない。しかしこの記事では、試験がまだ継続中であるにもかかわらず、慈恵ハート研究の筆頭オーサー、セカンドオーサーともに主要エンドポイントの発生数や有意差の有無まで知っていたことになり、完全にルール違反である。

望月氏は、白橋氏がデータセットを最後まで渡してくれなかったと述べているが、その供述とも矛盾している。同誌7月号の記事広告では副次評価項目（二次エンドポイント）の発生数にも言及しており、この段階でかなりの内容を把握していたことが窺える。4月号の対談も記事広告であることから、企業側もデータを熟知していたことになる。

中間解析でエンドポイント発生状況に関する情報が漏れると、その後の試験結果に影響が出やすい。担当医師が割り付け群を知っているPROBE法によって試験が行われている場合には特にその可能性が高くなる。また「統計学者と打ち合わせて有意差が出るまで試験を継続する」などということは絶対あってはならないことである。

3 京都ハート研究責任者——松原弘明医師

名門公立大学教授に大抜擢

京都府立医科大学第二内科は、循環器疾患、腎臓疾患、高血圧、血栓症などを専門とする講座である。先任教授の定年退職後、関西医科大学時代に心筋再生医療に関わる多数の基礎論文を発表していた松原弘明氏が教授に選任され、2003年4月に就任した。学内では当時の助教授の昇格が確実視されていたが、他大学からの突然の大抜擢であった。

松原氏は1982年に関西医科大学医学部を卒業。ハーバード大学への留学経験もあり、血管再生研究に意欲を燃やす新進気鋭の研究者としても名を上げつつあった。関西医科大学講師時代には、基礎研究でいくつかの研究奨励賞を受賞しているが、同世代の高血圧専門家の間ではその実験結果を疑問視する向きも多かった。

関係者によると、彼は人一倍功名心が強かったといわれる。何か新しい研究成果が出ると京都新聞などの記者に連絡してたびたび記者会見を開くといった側面があったという。NHKの人気番組「追跡！A to Z」にも2011年1月29日に心臓再生医療の旗手として登場している。この頃はまさに絶頂期で、日本の血管再生医療を担う花形教授として得意満面であった。

医局員の掌握と資金調達のために

松原氏は教授就任にあたり、教室を一つにまとめる企画と、彼が前任大学から進めてきた再生医療を継続するための資金が必要と考え、海外からは相次いで発信されているが、わが国ではあまり行われていない大規模臨床試験の実施を思いついた。

松原氏は、教授就任直後の2003年4月末にノバルティスファーマのプロダクトマネージャーT氏を呼び、「慈恵ハート研究のような大規模試験をうちでもできないか」と持ちかけた。松原氏は2年ほど前に慈恵会医科大学の望月教授の講演会で慈恵ハート研究が開始されたことを知り、「医局単位でもこういった大規模な研究ができるのだな」という憧れを抱いていたのである（2016年3月17日の公判での供述）。T氏は一旦持ち帰り、上司に相談するということであったが、即日了承の返事が来た。

彼は臨床試験の経験も知識も全くなく、医局員にも統計解析ができる者がいないことを知っていながら、功名心と研究資金集めという無謀な動機で臨床研究を思いついたのであった。臨床研究の軽視もはなはだしいところがある。

教授就任当時、医局の研究資金はほとんどゼロだったため、松原氏は年間3000万円の奨学寄付金をノバルティスファーマに要求した。松原氏自身、寄付金の多寡は医局の実力であり、お金を集めるのが教授の仕事と思っていたと裁判で供述している。ノバルティス社からは間もなく「了解しました」という返事をもらった。

ノバルティス社からの寄付金はさらに増えていった。松原氏は、症例登録スピードが速かったことやサブ解析論文を出し続けていたことが評価されたからではないかと思ったという。関連病院に直接奨学寄付金を配分することはしていないが、試験開始に先立ち、希望する医師にデータ登録のためのコンピュータを配付したことはあるという。

実務は部下と白橋氏に任せっきり

松原氏は大規模臨床試験の計画を部下に打ち明けたが、医局員の中にプロトコールの作り方や統計に詳しい者はいなかった。ノバルティスファーマのプロダクトマネージャーT氏に相談したところ、慈恵ハート研究でも統計解析を行ったという白橋氏を紹介された。白橋氏からは大阪市立大学講師とノバルティス社社員と肩書の異なる2枚の名刺をもらった。臨床試験事務局には医局員と2人の秘書がいたが、実務は部下の沢田講師に任せっきりであった。臨床試験のプロトコールは、慈恵ハート研究を参考に、白橋氏に相談しながらA講師と沢田講師とともに作成した。統計解析は医局員にできる者がいないので、白橋氏に任せた。研究データについて一切報告を受けておらず、2009年に論文を投稿する段になって、医局員から初めてデータの概要を聞いたという。欧州心臓病学会での発表スライドと論文のための図表は、白橋氏が作成したものを譲り受けた。

医局員は白橋氏に対し最終データセットを提供するよう依頼したが、最後まで提供してくれず、2009年の学会発表直前まで、医局員は誰一人、最終論文に使用された解析データセットを持っていなかった。

白橋氏は元データの開示を拒んでいたが、京都ハート研究のデータの異常さを日本循環器学会から指摘され、第三者機関で再解析するため強く提出を要求されたときに、ようやく提出に応じたという。松原氏は、ホテルの会議室で白橋氏に「なぜ完全な形でデータを出さないんだ！　私は大学を辞めなければいけないことになる」と問い質したところ、白橋氏は目を見開いてにらみつけたまま一言も発しなかったと供述している（「RISFAX」2016年3月22日）。

公判での松原氏の供述によると、統計解析へのノバルティス社元社員の関与が疑われ始めた頃、白橋氏から「大阪市立大学講師の関与がなかった線は崩れないようにしてください」と念を押され、また部下の沢田講師から「このままでは統計解析は私がすべてやったことになりますが、その線でいきましょう」とのメールがあったという（「ＲＩＳＦＡＸ」２０１６年3月22日）。このあたりの供述は、「おまえがやったことにしろ！」と教授から言われたという沢田氏の供述と一八〇度違っている。

この食い違いについてノバルティス社女性弁護士が追及すると、松原氏は急に「そのあたりは全く記憶にない」と発言を控えた。日本循環器学会調査委員会から呼び出しを受ける少し前の２０１２年10月14日に沢田氏から松原氏に送った「デザイン論文で（白橋氏を）統計解析者として明記しているのに、陰でここそ白橋氏に協力依頼したのではないとするのは変ではないですか？」という、沢田氏の証言を裏付けるメール内容も公判で暴露された。

またこの点に関して、裁判官が統計解析者を偽るメリットは何ですかと質問したのに対して、松原氏は「医局を守る、ＫＨＳ全体を守るという彼（沢田氏）の使命だと思う」と答えた。すると裁判官は「守るべき人がいるとすれば、それは主任研究者のあなたのような気もする」と鋭く指摘した。

またノバルティス社の女性弁護士は関西医科大学時代における松原氏の基礎論文不正についても執拗に追及した。パソコン業者に標本切片の偽造を依頼したり、部下に対して口裏合わせを要求したメールを暴露するなど、松原氏のイメージダウンを図る作戦に出たが、松原氏は答えに窮したり、自家撞着に陥るなどして弁護側の術中にはまった印象であった。

桑島メモ▼**ある臨床医の証言**

ある講演会後の懇親会で一人の臨床医が松原氏に「なぜ京都ハート研究は二重盲検法で行わなかったのですか?」と尋ねたところ、松原氏は「ディオバンがいいに決まっているのに、二重盲検法で試験をやることはできないですよ」と答えた。するとその臨床医は「勝つと分かっているのになぜ試験をやるのですか?」と質問。その一言に松原氏は「あ、そうか」と絶句したという。

公判でも裁判官からカルシウム拮抗薬併用のサブ解析を行う動機について問われたとき、松原氏が「CCBにARBを追加することが良いことは医師なら誰でも知っていることだった」と述べると、裁判官からすかさず「良いことが分かっているのになぜサブ解析をしたのか」と切り替えされ、答えに窮する場面があった。

これらのエピソードは、松原氏の臨床研究に対する動機がいかに不純であったかを如実に示している。

直情型、強い功名心

松原氏に一度でも接したことがある人なら、彼が直情型の人間であることはすぐに分かる。大津市の高血圧学会のシンポジウムで顔を真っ赤にして興奮気味に質問していたことや、私宛の手紙の文面などからも明らかである。公判において裁判長が今後の出廷確認をした際、「あと2日以上は無理」などと要求し裁判長を困らせる一幕もあり、本研究に対する責任感の乏しさを窺わせた。

彼は論文の企画、データ管理、統計解析、論文作成にはほとんど関与していないというよりも、できなかったのである。

サブ解析を相次いで部下に発表させたことからみても、本臨床試験の不正などはないと信じていたに違いない。結果的にはそのサブ解析が不正発覚の足がかりとなったのである。

教授辞職後、大学からの求めに応じて退職金を返還し、ある病院に臨床医としての職を得たと聞いている。まさに天国から地獄への心境だろうが、向上心と功名心は表裏一体である。今後、一臨床医として患者と真摯に向き合う人生を歩むことを心から願っている。

4 京都ハート研究実務担当者——沢田尚久医師

事件解明の鍵を握る男

京都ハート研究主論文の筆頭著者であり、本研究の実務担当者として任命された京都府立医科大学講師（当時）の沢田尚久医師は、研究のプロトコール作成から関連病院医師への参加登録依頼、部下の指導などを行う統括事務局の中心人物であり、事件解明の鍵を握る人間と目されていた。公判では検察側証人として頻回に出廷したが、公判前には検察側から被疑者として取り調べを受けている。

沢田氏は、1986年に京都府立医科大学を卒業した後、同大学病院での研修を経て同大学第二内科に入局した。関連病院勤務を経て1999年、母校の第二内科に戻り、その後講師に昇格した。

松原氏が教授に就任して間もない2003年6月、教授室に呼ばれると、そこにはA医師とノバルティスファーマ社員が同席しており、教授から「今度うちで大規模臨床試験を行うことになったので、事務局担当医師としてA医師と協力してよろしく頼む。企画立案などはノバルティス社社員と相談しながらやるように」と命令された。沢田氏はそれまで臨床試験に登録医として参加したことはあっても自ら企画立案などに関与したことはなかったが、教授命令は彼にとって絶対であった。このときから彼の医師としての人生は大きく狂い始めたのである。

ノバルティス社のプロダクトマネージャーから紹介された白橋氏は「医者の臨床研究解析を1700件も行った」と豪語していた。最初は信用していなかったが、付き合ううちにその博識ぶりに信頼感を抱くようになり、「先生」と呼ぶなど次第に尊敬の念に変わっていった。

プロトコールの作成、割り付けにおける最小化法、PROBE法などはすべて白橋氏が教えてくれたという。イベントに関しては、アンダーレポートを避けるため、たとえ風邪のような症状でもできる限り幅広くイベントとして報告するのがよいとの指導も受けたという。

松原教授と白橋氏の間で板挟みに

傍聴席から見る限り、沢田氏は生真面目であるがプレッシャーに弱い印象である。また自ら向上心がないとも公判で述べている（ただ、京都ハート研究論文の投稿先として、格の高いランセット誌にこだわったとの白橋氏の供述もある）。与えられた職務を淡々とこなすタイプの人間なのであろう。

「加筆するなどして恥ずかしいと思わなかったのですか！」という演技じみたベテラン弁護士の質問にも動揺を示すなど気の弱い一面をのぞかせた。この点、裁判長にまで堂々と意見する押しが強い松原元教授とは対照的である。白橋氏と、押しが強く「織田信長のような」（沢田氏の証言）ワンマン教授との間で板挟みとなり、精神的に苦しい日々が続いたことは想像に難くない。

松原教授が、関西医科大学時代の基礎論文の不正により辞任を余儀なくされたとき、沢田氏は「これでやっと呪縛が解けた」と呟いたという（「フライデー」2014年6月20日号）が、まさに正直な心境であろう。

日本循環器学会調査委員会のヒアリングでは、「松原氏の在職中はプレッシャーで本当のことが言えなかった。苦しくて自殺も考えた」と声を震わせたという。同席した学会顧問弁護士も「こんな完落ち、見たことがない」と漏らしたという（「m3.com」2016年1月23日）。

松原証言と齟齬

京都ハート研究の数値と標準偏差の問題が日本循環器学会から指摘され、またメディアでも利益相反の問題が浮上した頃、沢田氏は意を決して「統計解析は白橋氏がやったことを告白してはどうでしょうか」と松原氏に進言したが、「お前がやったことにしろ！」と叱責されたと公判で供述している。一方、松原氏の証言によると、沢田氏は「統計解析は私がやったことにします。すべて責任は私にありますので、どこかの病院に飛ばしてください」と述べたという。どちらかが記憶違いをしているのか、あるいはウソをついているのか、まさに藪の中である。

5 罠に嵌まった純粋培養のエリートたち

VART研究責任者――小室一成医師

VARTの研究責任者である小室一成氏は、1982年に東京大学医学系研究科を修了、同大医学部第三内科に入局し、心筋肥大や心不全の病態解明のための基礎研究に従事した。ハーバード大学に留学後、助手を経て、2001年に千葉大学医学部循環病態医科学の教授に就任した。その後、大阪大学大学院教授を兼任、2013年より東京大学大学院医学系研究科循環器内科学教授に就任。一路順風に出世街道を駆け上がったエリート中のエリートである。

しかし、ホップ・ステップ・ジャンプの次に待ち受けていたのは大きな陥凹であった。まさに痛恨の極みであっただろう。

VART論文自体の信憑性が乏しい上に、当初、研究グループ自らが行ったと説明していた統計解析が、実はノバルティスファーマ元社員が深く関わったものであることが千葉大学の最終報告で判明した。千葉大学は、論文の撤回勧告とともに、現在所属する東京大学に対して小室氏の処分を求めた。

彼自身は論文不正に関わったという認識はないのかもしれない。そういう意味では被害者ともいえるが、千葉大学のある教授は、「小室氏が残した負の遺産のおかげで、大学はその後始末で甚大な被害を被った」と嘆いていた。彼はこの言葉をどう受け止めるだろうか。今後、わが国の循環器病学研究を率いるリーダーとして活躍したいのであれば、説明責任を果たしてけじめをつけるべきであろう。

名古屋ハート研究責任者――室原豊明医師

名古屋ハート研究責任者である室原豊明氏は1985年に熊本大学医学部を卒業。狭心症の臨床研究で名高い泰江弘文教授のもとに入局し、血管内皮機能について研究。米国トーマス・ジェファーソン医科大学やタフツ大学に留学、久留米大学医学部第三内科での研究生活を経て、2002年より名古屋大学医学部教授に就任した。多くの循環器教授を輩出した泰江門下生として、まじめな人柄で知られ、人望も厚い。ディオバン臨床試験に関わってしまったことは大きな失点であった。

SMART研究責任者——柏木厚典医師

SMART研究責任者・柏木厚典氏は、滋賀医科大学附属病院長を兼任する副学長として、次期学長候補という超大物であった。強気の姿勢を崩さず、データの誤りを修正した上で再投稿を試みたが、結局、掲載誌である米国の糖尿病学会誌から「科学論文として不適切」と撤回処分を受け、研究責任者として辞任に追い込まれた。

論文自体は小規模で目立たないものであったが、京都ハート研究や慈恵ハート研究の不正問題のあおりを受けて疑義が浮上し、連座することになった。もしかすると彼の知らないところで操作が行われていたのかもしれない。学究肌で誠実な人柄であるだけに同情を禁じ得ない。

6 ノバルティスファーマ元社員——白橋伸雄氏

統計に強く、医師に重宝がられた営業マン

本事件の中心人物である白橋伸雄氏は、東京地検特捜部によって2014年6月に逮捕された。勾留は1年半という異例の長期に及んだ。

白橋氏は関西の工学系の大学を卒業後、1975年にノバルティスファーマの前身チバガイ

ギーに入社し営業を担当。1997年にチバガイギーとサンドが合併しノバルティスファーマが設立された後も引き続き営業を担当していた。

慈恵ハート研究など一連の試験のデータ管理を行った神戸CNSのS氏とはチバガイギー時代、上司と部下の関係であった。独学で学んだ統計学の知識を買われ、出入りの医療機関の医師たちから重宝がられ、年に40回ほど研究者向けに統計に関する講演を行っていたことがあるという。

桑島メモ▼白橋氏は素人専門家

ある統計学の泰斗は、ノバルティスファーマの統計部に教え子が複数いるが、白橋氏のことは今回の事件が報じられるまで知らなかったと話している。統計学分野に広くいる知己の中にも白橋氏のことを知っている人間はいなかったという。医師たちは、それほどの素人専門家に騙されていたわけである。

白橋氏は2002年1月頃、大学関係者の推薦によって、大阪市立大学の非常勤講師に就任したが、ほかにも武庫川女子大学、藤田保健衛生大学、同志社女子大学の非常勤講師や客員講師も務めたという。

慈恵ハート研究や京都ハート研究の実施時は営業部傘下の学術企画部門に所属していた。2007年からサイエンティフィックアフェアーズ本部所属となり、2011年6月、ノバルティスファーマを定年退職となった。その後も年収1500万円のままで再雇用が決まり、非常勤の形で同社に勤務していたが、ディオバン事件が問題となり始めた2013年、白橋氏の意向によって再雇用契約を解消している。

白橋氏は、慈恵ハート研究や京都ハート研究の統計解析などで重要な役割を果たしたとして社長賞を受賞したことがあり、70万円相当のIWC高級腕時計が贈られたという。

上司から研究支援を要請される

当時ノバルティスファーマのプロダクトマネージャーだったT氏が慈恵会医科大学、京都府立医科大学を訪れる際、同行を求められ、慈恵ハート研究や京都ハート研究に対する研究の支援を要請された。

白橋氏はそれぞれの教授と面談し、大規模臨床研究全般について相談された。慈恵会医科大学ではノバルティスファーマの名刺を渡しているし、京都府立医科大学に関してはそれまで何度も統計の勉強会を開催しており、研究者とはすでにノバルティス社の社員ということで知り合いだったため、あらためて名刺を渡してはいないという。この点は望月氏、松原氏両人の供述とは異なる。白橋氏の言っていることが本当だとすれば、両教授はノバルティスファーマ社員と知って統計解析を依頼したことになる。

慈恵会医科大学の望月教授からは、データ管理の運用に関しても相談を受けたので、自分の友人が運営している神戸CNSを紹介したという。

個人のパソコンで解析

データに関しては、保管用データ正副2部のうち、副の1部をCD-Rの形で預かった。そのデータを使って研究者の依頼に基づき個人のパソコンで統計解析を行った。なお預かったデータセットは各大学で加工・作成された最終のものであり、統計解析に最小限必要な部分であったと供述している。対応はすべて自分一人で行っており、会社関係者には携わらせていない。慈恵会医科大学では、自分が終了時点で作成して研究者に示したカプラン・マイヤー曲線とは計算方法の違うものが論文になっていたことなどから、自分以外に解析施行者がいると思うと話している。いずれにせよ、研究者から依頼された作業のみを行っており、改竄は一切なく、神戸CNSからもデータは直接もらっていない、というのが厚労省調査委員会のヒアリングでの本人の弁であった。

両大学の臨床研究に関わる各種委員会にはほぼ毎回出席していた。業務として会社から出張許可、旅費ももらっているが、統計解析に関しては会社の依頼ではないという。

慈恵ハート研究の論文では、解析機関として大阪市立大学と自分の名前が無断で掲載され、事後苦情を申し入れたが対応してもらえなかったという。京都ハート研究でもデザイン論文投稿後に、研究室から誤って名前を掲載した旨の連絡があったが、間に合わずそのまま掲載されたという。

統計の手伝いをしていることは会社に報告済み

ノバルティスファーマは統計解析に社員は関与していないと一貫して述べているが、白橋氏は統計の手伝いをしていることは上司を通じて会社に報告してあるという。慈恵会医科大学と京都府立医科大学のエンドポイント委員会では、資料作成や会議資料の読み上げなどの協力を行い、エンドポイント委員会での判定結果などの書類については、すべて大学担当者が保管しており、自分は管理していないと述べている。

京都府立医科大学と慈恵会医科大学および千葉大学の各臨床研究への関与はプロダクトマネージャー（T氏）の依頼によるものであるが、滋賀医科大学の場合は教授から直接相談を持ちかけられた。名古屋大学については、T氏とは別のノバルティスファーマ営業関係者から上司に依頼があり、対応したという。

大学側供述との間に食い違い

大学側は、大学の研究者はデータ管理や統計業務の十分な知識がなかったことや、元社員がデータ解析を行ったとする証拠が存在することから、元社員によるデータ操作が疑われると主張している。

一方、白橋氏は、大学側からの要請に応じ、データの一部を渡されてデータ解析を行ったことは事実だが、データの管理には関わっておらず、データ操作ができる立場にはなかったと主張しており、完全な食い違いをみせている。しかし白橋氏のこの供述は公判で事実上覆っている。

桑島メモ▼京都ハート研究のエンドポイント委員会

イベントの判定を行った委員の一人によると、京都ハート研究のエンドポイント委員会では、委員の質問にはすべて白橋氏が回答していた。委員会に着席するとすでに症例ファイルは封が開けられたままの状態で机の上に積み上げられていた。委員3人で順次イベントとしての適否を決めていったという。会議中、逐次白橋氏が判定結果を記録し、その結果の資料は白橋氏が持って帰ったと語っている。

白橋氏解析の証拠メール

白橋氏が慈恵ハート研究および京都ハート研究の二つの試験の統計解析に深く関わったことを示すメールが存在する。

一つは、2005年3月、白橋氏が慈恵ハート研究関係者に送った中間解析結果報告書である。発信者は「慈恵ハート研究独立解析機関代表　大阪市立大学大学院医学研究科都市医学大講座　白橋伸雄」となっている。宛先は、運営委員会、エンドポイント委員会、安全性勧告委員会の委員および事務局である。その中では、独立解析機関は運営委員会の請託により本研究の規定に従い、第一回中間解析を実施したことや、データマネージメント担当の神戸CNS社代表者から解析対象データを受領したことが明瞭に記載されている。

第二の証拠は、２００９年４月29日に白橋氏から松原、沢田両氏に送ったメールである。２００９年の欧州心臓病学会（ＥＳＣ）に京都ハート研究の抄録を提出したことで、論文と学会発表のための詳細な統計解析の追加や図表の作成が必要になってきた時期である。メールの文面には「必ずや吉報が訪れることでありましょう」「今から立山連峰のテレビも電話もないホテルにこもり、解析の最終段階に入ります」などといった記載がある（「フライデー」２０１４年６月20日号）。

7 神戸ＣＮＳ――影のキーマンS氏

慈恵ハート研究、京都ハート研究のデータ管理を請け負った会社の一人社員である。白橋氏と同じく本件に関して大学やノバルティスファーマから何回も聞き取り調査を受けている。

自宅で個人営業

S氏は、工学系大学卒業後、旧チバガイギー社員として高松営業所、神戸営業所で営業（当時プロパーと呼ばれた）をしていた。神戸営業所で課長をしていたとき、白橋氏は直属の上司だった。白橋氏に統計解析の仕方について最初に指導したのは自分だという。その後本社勤務となりコンピュータの指導などを行っていたが、ノバルティスファーマに統合合併されたときに退社。熱力学や発電関係のプログラム作成に関与しているうち、個人事業の会社を立ち上げ、空調関係のシミュレーションプログラム開発やネットワークシステム構築などの業務を請け負ってきた。従業員はおらず、サーバはレンタルして自宅を作業場としている。

データ管理の業務を受託したのは、京都府立医科大学、慈恵会医科大学、名古屋大学の3大学。大学からの依頼は白橋氏を通じて受けた。いずれの受託も、割り付け、Webによるデータ入力システムの構築、入力された集計データの出力と事務局へのデータ送付の管理であった。データには全く触れておらず、ディオバン以外の臨床研究に関する業務はほとんど行っていない。

データは医局秘書からメールやDVDで送付されてきた。白橋氏とはデータ欠損値、脱落例の扱いについて相談した。

データは白橋氏に渡したと説明

割り付けのプログラムはEXCELとVBAでできる範囲で作成し、シミュレーションを行い確認した。Webで入力されたデータについてEXCEL形式にしたものを当該大学の事務局に毎月送信していた。京都府立医科大学に関しては、大学事務局の指示に基づいて白橋氏にデータを送ったことはある。白橋氏の会社アドレス宛ではなく、個人アドレス宛である。

京都府立医科大学については2回目のデータ固定直前に過去の症例も含めてデータ修正のWeb入力が急に増えた印象があった。イベントも試験の後半になって急に増えてきたので、

S氏は奇異に思ったという。

データに関して白橋氏は神戸CNSから受け取っていないと主張しているのに対し、神戸CNSは確かに渡したと言っているのが大きな矛盾点である。

S氏は白橋氏から「JHS（慈恵ハート研究）とKHS（京都ハート研究）のデータを消しておいてな」と言われたが、後々問題になった場合を考えてデータは消去しなかったという（検察調書より）。

8 ノバルティスファーマの事情――ブロックバスターをめざすワケ

合併新会社の大プロジェクトとして

ノバルティスは、チバガイギーとサンドという、スイスに拠点を置く二つの製薬会社が1996年に合併して設立された世界有数の製薬会社である。日本のノバルティスファーマ株式会社はその日本法人である。

新会社名「ノバルティス」は、「新しい」を意味するNovaと、「芸術・技術」を意味するArtsの組み合わせによる造語という。

二つの会社が合併する際に往々にして起こるのが、出身会社同士の対立と競争であるが、ノバルティスでもチバガイギー派とサンド派の社員間の業績競争は激しいものがあり、このことが今回の事件につながっていったと推測する向きも少なくない。「ディオバン」発売は合併新会社の社運を賭けた大プロジェクトでもあった。

赤いスーツ、赤いネクタイ

慈恵ハート研究や京都ハート研究が進行していた2004年～2005年頃、白橋氏の直属の上司はディオバングループリーダーのH氏、さらにその上にディオバンマーケティング部長のF氏やマーケティング部門統括責任者のA氏がいた。

F氏は、薬学部卒業後、国内洗剤メーカー勤務を経て、サンドに入社。主に情報サービスとマーケティングなどを担当、業界初の女性プロダクトマネージャーとして「テルネリン」を年商100億円にまで伸ばしたことで名を馳せた。

チバガイギーとの合併でノバルティスファーマが誕生した後も営業を担当し、2004年8月にプロダクトマネージャーに就任、2006年3月まで従事した。この間ディオバンを年商1000億円のブロックバスター（莫大な利益を生み出す新薬）へと成長させた（「フライデー」2013年6月28日号）。

ディオバンのブランドカラーとして「赤」を採用し、ディオバン関連の広告はすべて赤で統一、講演会などでも社員には赤いネクタイ着用を指示し、自らも赤いスーツを身にまとって頻繁に全国の大学に足を運んだ。高血圧や循環器系の大学教授たちと太いパイプを持ち、堂々と渡り合う〝辣腕プロマネ〟として業界では知らぬ者はいなかった(「フライデー」)。

ディオバンの売り上げ拡大に貢献した業績が評価されたのであろう。2006年4月からは社長直轄の組織として新設されたダイバーシティ推進室の室長に就任した。2008年、F氏はノバルティスファーマを退職した。

ノバルティスファーマの調査報告に「当該元社員(=白橋氏)の当時の上司の中には、当該元社員の五つの医師主導臨床研究への関与を認識し、支援していた者がいたことが判明しました。当該元社員は、当時、大阪市立大学の非常勤講師でもあり、当該元社員は、臨床研究に関わる活動と弊社の業務とを区別しておけば、臨床研究に深く携わることができると理解していました。当時の上司や他の社員、研究者も同様の考えを持っていました」とあるように、H氏、F氏、A氏の3名は白橋氏の論文作成への関与を知っていた可能性がある。

白橋氏の所属するサイエンティフィックアフェアーズ(SCA)の本部長を務めていたW氏は、検察の調べに対して、白橋氏の臨床試験への関与を把握していたが黙認していたと供述している。その背景には、SCA本部を社内の二流部門から脱却させるために京都ハート研究を是非とも成功させたいという強い意図があったという(「RISFAX」2016年2月23日)。

キーパーソン、そして黒幕は誰か

慈恵ハート研究、京都ハート研究開始前後にノバルティスファーマのプロダクトマネージャーとして部下の白橋伸雄と各々の研究責任者を結びつけたT氏も重要な役割を担った人物であるが、事件の表面には出てこない。ノバルティスファーマ退職後、他の製薬会社へ転職したというが、ノバルティスファーマと白橋氏の間に立った人物であり、本事件のかなりの部分を知っているキーパーソンである。

F氏の上司のA氏は工学部出身で製薬会社に就職。当初は医薬品の営業を担当していたが、その後マーケティング部門、スイス本社勤務を経て、帰国後に医薬品経営企画部門所属となった。その後、当該製薬会社の合併によりノバルティスファーマ勤務となり、2000年からディオバンのマーケティングチーム（4名）を含むマーケティング部門の統括責任者に就任した。その後、医薬事業本部、社長補佐などを経て2012年に外資系製薬企業の社長に栄転した。

A氏が率いるマーケティングチームは、当時「100B計画」という日本におけるディオバン販売のスローガンを掲げ、年間1000億円の売り上げをめざす計画を進めていた。厚労省調査委員会のヒアリングでA氏は、ランセット誌に掲載された慈恵ハート研究の論文を見て、社員の名前が載っていたので大変驚いたと供述している。

慈恵会医科大学に対する奨学寄付金は、ディオバンマーケティングチームの企画立案であるが、決済はA氏だけでなく、医薬事業本部長または社長まで行っている。慈恵ハート研究、京都ハート研究の結果については、素直に受け止め、全く疑いを持たなかったという。

当時のノバルティスファーマ社長・馬場宣行氏はインタビュー記事「時めく人」（「Monthlyミクス」2005年3月号）で、ディオバン1000億円売り上げ達成でARB売り上げナンバーワンを狙うと明言している。

桑島メモ▼**多数の訴訟を抱えるノバルティス**

ノバルティス本社および日本支社は、実は本件以外にも多数の訴訟や問題を抱えている。米国においては、てんかん治療薬の違法なマーケティング手法とディオバンなどの医薬品を処方した医師へのリベート支払いが理由で刑事責任・民事責任を問われ、2010年に罰金および和解金約350億円を支払っている。

わが国でも白血病治療薬研究SIGN研究において重大な副作用を国に報告していなかったことやMRが文書作成などに深く関与していたことが判明し、2015年2月27日に副作用報告義務違反で業務停止命令の行政処分を受けている。

SIGN研究はノバルティスファーマが販売する白血病治療薬「タシグナ」（一般名＝ニロチニブ）への他の薬からの切り替えを促すための販売戦略、いわゆる「種まきトライアル」であり、適正な理念を持った臨床研究とは言えないものであった。

第6章

「降圧を超えた効果」をめざす企業と営業マンと化した専門家たち

ディオバン事件はなぜ起きたのか。その背景を探るには、高血圧治療薬ARB（アンジオテンシンⅡ受容体拮抗薬）登場前後の降圧薬の状況についても知っておく必要がある。

降圧薬の市場には長い間カルシウム拮抗薬アムロジピンがキングとして君臨していた。その牙城を崩すべく登場した、レニン-アンジオテンシン系を受容体レベルで完璧に抑制するARBは、ノバルティスファーマにとって期待の星だった。しかし、欧米で行われたhead-to-head対決のVALUE試験の結果は予想外の惨敗。「ならば日本で」と計画されたのが、一連のディオバン関連臨床試験だった。

1 ARB登場までの降圧薬の流れ

降圧薬黎明期――降圧利尿薬とβ遮断薬

降圧薬の歴史はそれほど古いものではなく、本当に効果のある降圧利尿薬がわが国で最初に登場したのは1958年のことである。それまでもレセルピン、ヒドラジンといった降圧薬が発売されてはいたが、降圧効果は確かなものではなく、しかも副作用の問題を抱えており、実際に広く使用できるものではなかった。

β遮断薬は1970年頃には狭心症や不整脈の治療薬として用いられていたが、間もなく降圧薬としても優れていることが明らかになり、利尿薬とともに高血圧治療の第一選択薬として広く使用された。

画期的降圧薬登場――カルシウム拮抗薬とACE阻害薬

70年代から80年代にかけて、降圧薬革命ともいえる画期的治療薬が相次いで登場した。ニフェジピン、アムロジピンに代表されるカルシウム拮抗薬と、カプトプリルやエナラプリルに代表されるACE阻害薬である。

特にカルシウム拮抗薬は、その確かで、かつ強力な降圧効果から、医療現場において爆発的な勢いで使用頻度が増えた。本来異型狭心症治療薬として開発されたニフェジピンは降圧効果の持続性に乏しかったが、剤型の工夫により持効性へと進化した。その頃は家庭血圧計や携帯型24時間血圧計が普及し始めた頃でもあり、降圧効果の持続性に降圧薬治療の焦点が当てられるや、半減期実に36時間という超持続性のアムロジピンの処方量が爆発的に増え、長期にわたり黄金時代を築くのである。

1980年代初頭に登場したACE阻害薬も、海外での多くのエビデンスを有している強みを持ち、心不全や心筋梗塞後の心臓を保護する効果がある薬として確実に浸透していった。しかし残念ながら日本人で20%ともいわれる咳の副作用のため、高血圧治療薬としての処方量はカルシウム拮抗薬を超えるには至らなかった。

ブロックバスターの夢を乗せて――ARBの登場

そこに1997年頃、待望のブロックバスターの夢を乗せてアンジオテンシンⅡ受容体拮抗薬(ARB)が登場したのである。

レニン-アンジオテンシン(RA)系研究の歴史は古く、心肥大をもたらし血管にダメージを与えるものとして多くの循環器系研究者たちがその研究に携わってきた。ACE阻害薬はアンジオテンシンⅠからⅡへの変換を促すACEという酵素を抑制することで心血管保護効果と血管拡張効果をもたらすとされるが、新薬ARBは、血管系組織の受容体レベルで阻止するということで、より完璧なRA系抑制薬と考えられ、研究者の期待はすこぶる大きかった。

期待が大きかったのは研究者や高血圧専門医ばかりではない。アムロジピンを発売するファイザーと住友製薬（現・大日本住友製薬）、ニフェジピンのバイエル薬品の独占ともいえる状態だった降圧薬市場の奪取を狙っていた他の製薬企業の夢と期待もまた大きかったのである。

2 ＡＲＢ間の熾烈な競争

〝宣伝に基づく医療〟を駆使して

まず最初に登場したＡＲＢは、米国系メルクの系列会社である萬有製薬（現・ＭＳＤ）が１９９８年に売り出したロサルタン（商品名＝ニューロタン）である。しかし、ロサルタンは持続性が短いために降圧薬としての評価はいまひとつであった。メルク本社としては心不全治療薬としてすでに循環器領域に定着しているエナラプリル（商品名＝レニベース）の市場を侵犯するのは得策でないと判断したのか、むしろ付随的作用である尿酸値低下作用を強調する方向で宣伝活動を行っていく。

ＡＲＢ第二弾は、国内製薬企業の最大手、武田薬品工業が１９９９年に鳴り物入りで発売したカンデサルタン（商品名＝ブロプレス）である。わが国屈指のＭＲ数と強力な販売力、そしてわが国の高血圧学会重鎮たちを「武田高血圧研究会」という形で取り込んだ販売戦略は見事功を奏し、販売量は一躍トップに躍り出た。

そして、翌年2000年11月に登場したのが、ノバルティスファーマが販売する、問題のバルサルタン（商品名＝ディオバン）である。

ノバルティスファーマの当面の目標は先行ARBであるロサルタン、カンデサルタンの市場を奪い取り首位の座につくことであり、そのための販売戦略が日夜練られたのであった。

その後、三共（現・第一三共）からオルメサルタン（商品名＝オルメテック）、山之内製薬（現・アステラス製薬）／日本ベーリンガーインゲルハイムからテルミサルタン（商品名＝ミカルディス）、大日本住友製薬／塩野義製薬からイルベサルタン（商品名＝アバプロ／イルベタン）も発売され、ARB競争は激化していった。そして各々の製薬企業は、高血圧専門家と医療ジャーナルによる〝宣伝に基づく医療〟（AD-based Medicine）を駆使してARBをブロックバスターに仕立て上げたのである。

ARB全体の市場は2010年には5000億円に成長した。中でもディオバンの年間総売り上げは1400億円に達し、念願のブロックバスターへと成長したのである。

2009年に「日経メディカル」が行った高血圧治療薬の誌上調査によると、1990年代から降圧薬市場を牽引してきたカルシウム拮抗薬を抜いてARBが第一選択薬としてトップに躍り出ている。

3 降圧を超えた心血管保護効果をめざして

〝ビヨンド降圧〟の夢をみさせたHOPE試験

ACE阻害薬は、空咳の副作用があるにもかかわらず循環器科の医師たちに重用されたが、それには訳があった。

降圧薬の目的は単に血圧を下げることではなく、最終的には血圧を下げることで脳卒中や心筋梗塞を予防することである。強い降圧効果を発揮するカルシウム拮抗薬は、降圧効果に比例して脳卒中や心筋梗塞を予防するが、ACE阻害薬は単に血圧を下げる以上に心血管保護効果を発揮するという結果を最初に示したのがHOPE試験である。

HOPE試験は糖尿病、高脂血症など多数のリスク因子を持つ約9300人をACE阻害薬ラミプリル治療群とプラセボ群に分けて5年間追跡し、心筋梗塞や脳卒中の発症率を比較した臨床試験である。2000年に米国の医学雑誌から発表されたその結果は、ACE阻害薬ラミプリルの血圧への影響はプラセボとそれほど差がないにもかかわらず、心筋梗塞や脳卒中、心血管死を大幅に抑えたという注目すべき内容であった（**図**）。この試験結果から、「降圧を超えた心血管保護効果（ビヨンド降圧）」という言葉が生まれ、心筋梗塞や心不全の症例ではなくてはならない標準薬としてACE阻害薬が定着していく大きな科学的根拠（エビデンス）となったのである。

このHOPE試験は、RA系を受容体レベルでより完璧に抑制するARBならもっと簡単に〝ビヨンド降圧〟を証明できるであろうという大きな夢を製薬企業にみさせた試験でもあった。しかし一方で、このHOPE試験に参加した症例の血圧はそれほど高くなかったことから、高血圧の症例に対してはまず血圧を下げるべきであると考える専門家も少なくなかったのである。

直接対決のVALUE試験で思わぬ敗北

1990年から2000年にかけて高血圧治療薬として最もよく処方されたのがカルシウム拮抗薬アムロジピン（商品名＝アムロジン、ノルバスク）である。

カルシウム拮抗薬はRA系とは関係なく、血管の平滑筋の収縮を直接抑制することで血管を拡張させ、強力な降圧効果を発揮する降圧薬である。

図　HOPE試験

ACE阻害薬 (Ramipril) vs プラセボ

55歳以上の高リスク 9297例、47%は正常血圧

両群の血圧変化 (mmHg)

プラセボ群
治療前139/79 mmHg
治療後139/77 mmHg

ACE阻害薬 (ラミプリル) 群
治療前139/79 mmHg
治療後136/76 mmHg

両群の降圧度の差
3/1 mmHg

	減少率	P
一次エンドポイント	−22%	<0.001
心血管死	−26%	<0.001
心筋梗塞	−20%	<0.001
総死亡	−16%	=0.005
血行再建術	−15%	=0.002
突然死	−37%	=0.02
心不全	−23%	<0.001
糖尿病関連合併症	−16%	=0.03

HOPE : N Engl J Med 2000;342:145-53.

カルシウム拮抗薬の中でもアムロジピンは、血中半減期が36時間と非常に長いために24時間通して強力で安定した降圧効果が期待でき、しかも重大な副作用や使用禁忌も少ないことから多くの高血圧患者に広く処方されていた。ＡＲＢ発売メーカーにとって当面の打倒すべき相手はアムロジピンであった。

スイスのノバルティス本社は、大規模臨床試験ＶＡＬＵＥ試験で自社のＡＲＢバルサルタン（ディオバン）と、降圧薬のキングとして君臨するアムロジピンとの直接比較対決を行い、「降圧を超えた心血管保護効果」という仮説を実証しようとした。

しかし結果は惨憺たるものであった。まずバルサルタンの血圧が予想に反してアムロジピンと同じレベルまで下がらなかったのである。しかも心筋梗塞の発症数がアムロジピンよりも多いというノバルティスにとって絶望的な結果であった。

２００4年、バルサルタンの勝利を確信し大挙して学会開催地パリに乗り込んだノバルティス社員たちは、発表前日のプレミーティングで「一次エンドポイントに有意差なし」という結果を聞き、大変な失望感に陥ったという。ＶＡＬＵＥ試験は数百億円かけて行った臨床試験であり、その結果を宣伝材料として売り上げ増加を目論んでいたノバルティスとしては、このままおとなしくしているわけにはいかない。そこで目をつけたのが「ＳＰＩＮ」というテクニックであった（38頁参照）。

ＳＰＩＮを駆使して大宣伝

ノバルティスはＳＰＩＮを駆使してＶＡＬＵＥ試験の宣伝を行った。例えば、後付けで解析した新規糖尿病発症においてディオバンが優れているということを強調したり、血圧値に大きく差がついてしまったので、血圧値が同じような症例だけをピックアップして補正解析すると心不全などでディオバン優位となる、というような統計結果を出し、「リアルＶＡＬＵＥ」というような名称をつけて宣伝に利用した。

私は、そのようなＳＰＩＮなどの小細工を施したＶＡＬＵＥ試験のデータを日本の臨床医に対して広報することについて研究会などで強く問題視した。これに対して当時のノバルティスファーマのプロダクトマネージャーのＦ氏は猛然と反論したという（「ＲＩＳＦＡＸ」）。

しからば日本で「降圧を超えた効果」の実現へ

ＶＡＬＵＥで「降圧を超えた効果」を証明できなかったことは、ノバルティスの日本支社ノバルティスファーマにとっても痛恨の結果であった。わが国でバルサルタン（ディオバン）をブロックバスターに仕立てるためには、「降圧を超えた効果」、すなわち「同じ降圧効果、強い心血管保護効果」をなんとしても達成しなければいけない。そのような中で飛び込んできたのが慈恵会医科大学、京都府立医科大学からの大規模臨床試験サポートの依頼である。ノバルティスファーマにとっては願ってもない話であった。

「同じ血圧、優れた心血管保護効果」のスローガンはノバルティスファーマ全社員の悲願でもあり、特に営業部にとっては臨床医の処方をカルシウム拮抗薬からＡＲＢに切り替えさせるための最高の決め球だったのである。

インフラ未整備、研究者のリテラシーの低さ

しかし残念ながら、わが国では臨床研究基盤が整っていなかったし、何よりも臨床研究のノウハウを知悉した臨床系の大学教授が非常に少なかった。

臨床試験を遂行するためには、企画、委員会の設置、資金協力、研究協力機関の選定、試験参加者のリクルート、データマネージメント、統計、論文作成など多方面の知識が必要である。ディオバン事件に関係した大学教授たちはこのような臨床試験の経験もなく知識もなかった。しかも当時のわが国の大学では、統計学の専門家やデータマネージメントの専門家、そして試験の遂行に不可欠なスタディ・コーディネータも非常に少なかった。インフラが未整備のまま臨床研究を走らせてしまったのである。

若干臨床統計を勉強したことのある白橋氏を全面的に頼りにし、研究責任者の制御の外に置いてしまう背景には、このようなインフラ未整備、研究者のリテラシーの低さがあった。

4 ガイドラインにも反映された慈恵ハート研究

診療ガイドラインは、医療現場で医師が科学的根拠（エビデンス）に基づいた適切な診断と治療を遂行することを目的とした診療指針であり、欧米では早くから定着していた。わが国でも、厚生労働省の後押しもあり、２０００年以降医学の各領域で相次いで作成されるようになった。

日本高血圧学会の高血圧治療ガイドライン２００９年版には、「ＡＲＢが単なる降圧以上に直接臓器障害、ひいては疾患発症を抑制する可能性がある」として慈恵ハート研究の結果が引用されている。

高血圧治療ガイドライン２０１４年版では、ガイドライン策定時にすでに慈恵ハート研究や京都ハート研究に関する疑惑が表面化していたため、さすがに引用を控えているが、策定後、企業の関与があったことで問題になるＣＡＳＥ－Ｊサブ解析（１９２頁）は複数にわたって引用されている。

ガイドライン作成に関わる学会幹部は企業とは一線を画す覚悟が必要である。

5 研究者の責任とモラル

論文数が評価されて臨床系教授に

今回のディオバン関連5試験の研究責任者に共通しているのは、いずれも血管再生などの基礎研究に従事していた研究者であるということである。臨床には疎いが、論文数が多いことが評価されて臨床系の教授に抜擢された点も共通している。わが国の医学部は、論文数を評価して教授を選任する傾向があることは以前から指摘されている。「論文は多いが、手術はからきし下手」という教授も少なくない。

臨床に疎いから、臨床研究を軽視する傾向がある。そのような研究者たちが、インフラが未整備の状態で臨床試験を始めてしまったことに重大な問題がある。

研究者にとってのメリットとは

臨床試験を行うことには研究者にとって以下のようなメリットがある。①国際学会の特別セッションで発表し、またトップジャーナルに論文が掲載されるという名誉を得ることができる。②論文数を増やすことで業績を上げることができる。③研究費を捻出し、より多くの業績を上げることができる（国立大学も法人化され、企業からの寄付金の多寡が教授の評価基準になっている一面があるといわれている。産学協同は正しい方向に向かえば大きな成果となるが、方向性を誤ると今回のような事件となる)。④教授としての力を見せつけ、教室の結束を強くすることができる。

今回の事件では、いずれも新任の教授が多いという共通点もあり、特に教授としての力を見せつけたいという気持ちは強かったのかもしれない。

医師主導型臨床試験の本来の目的

本来の医師主導型臨床試験は、研究責任者の名誉欲や研究費集めのために行うべきものではなく、日頃の日常診療で生じた疑問点を解決するための手段として活用すべきものである。ディオバン関連臨床試験はいずれも臨床の中から生じた問題点を解消するために行ったとは考えにくい。

研究者は、営利を追求する企業の姿勢とは一線を画し、本当に知りたいことは何であるかを問い直して、正しい研究成果を生み出すべきである。

専門家の役割を放棄

今回のディオバン事件では、高血圧学会の幹部たちが企業宣伝に大きく貢献した結果、現場の医師を不適切な処方行動に導いた。

心臓病や脳卒中の発生を39%あるいは45%抑制するなどというあり得ない結果を、挙って一般臨床医に広めてしまったことは猛省すべきである。これまでの海外での臨床研究結果や日常診療経験を考慮すればおかしいと気づくはずである。

専門医の役割は、自らの研究成果や国の内外の医学情報を正しく伝えて啓蒙することで、一般臨床医の医療レベルの向上に寄与することである。ところが今回の事件では、学会幹部やガイドライン責任者が適正な情報提供どころか企業の営業部長まがいの宣伝活動に終始していたことが明らかになっている。

特に一般週刊誌などで〝サルタン星人〟と揶揄されたメンバーは、当時高血圧学会の理事長、理事の要職に就いていた者ばかりである。企業としては学会の要職にある研究者に研究費の供与や研究会設立など様々な手段を講じて近づき、取り込みを図るわけである。特に講演会や座談会で自社製品を立ててくれる医師は大歓迎となる。

どの製薬会社も講演者リストを持っているが、講演後に売り上げが上昇するか否かは各営業所の成績として評価される。元製薬企業職員によると、企業は売り上げに貢献してくれる専門家をランク付けしているという。ノバルティスファーマ提供の宣伝広告に頻回に登場した研究者たちなどは社内では特Aにランクされていたのであろう。

ARBの臨床試験がほぼ出そろった現在、「ARBには降圧を超えた心血管保護効果がある」という考え方は完全に否定されている。

しかしARB登場以来、企業主導の〝宣伝に基づく医療〟が行き渡ったために、いつのまにか「血圧は下がらないけれども、脳卒中や心筋梗塞は防げますよ」といった誤った考え方が臨床医の間に広がってしまった。講演会で「高リスク患者にはＡＲＢ」と聞いた中堅医師が、勉強したような気になり、それを研修医に教えるといった悪循環が生じてしまったのである。

〝宣伝に基づく医療〟に踊らされた十数年間の高血圧治療とは、一体何であったのかと考えさせられる。

元高血圧学会理事長、その人物

ディオバン宣伝のための座談会などに出席し、一般週刊誌で〝サルタン星人〟と揶揄された日本高血圧学会元理事長の堀内正嗣氏は、信州大学医学部を卒業し、近畿大学医学部附属病院で研修医として勤務した後、大阪大学医学部腫瘍生化学教室に入局。国立大阪病院循環器内科シニアレジデントを経て、数回の米国留学でレニン-アンジオテンシン系研究で名高いザウ（Dzau）教授の指導を受け、１９９９年に愛媛大学医学部教授に就任した。

高血圧学会で最大勢力を誇る大阪大学グループのバックアップもあって、学会内では理事、理事長ととんとん拍子に昇任していった。日本高血圧学会理事長という肩書によって、製薬企業からは非常に重宝がられた。特にノバルティスファーマの広告や講演会、座談会には数え切れないほど出演しており、ディオバン関連臨床研究の成果を絶賛した。臨床研究の不正が明らかになった現在も反省や謝罪の言葉は聞かれていない。

署名により理事長退任要求

堀内氏に対しては、不正論文の宣伝にあまりに荷担したことや「フライデー」などのメディアでスキャンダルとして報道されたことから、学会内で「理事長としてふさわしくない」との声が強まっていった。さらに高血圧学会ＯＢからも厳しい批判が起こり、ついに理事長を解任すべしとの意見書が学会に提出された。

堀内氏は激しく抵抗した。結局、堀内氏が会長を務めることが決まっていた２０１５年度の日本高血圧学会総会は予定通り行うが、理事長職から一般理事に降格するという形で決着がついた。堀内氏は２０１４年９月23日、理事長を辞任した。

第7章

臨床試験をめぐる諸問題、再発防止への課題

医師主導型臨床試験に対する不正や捏造は、果たしてノバルティスファーマだけの問題であろうか。製薬企業は今、海外の大手企業の日本進出やジェネリック医薬品推進の国家施策によってかつてないほど厳しい経営状況にあり、生き残りを賭けた必死の戦いを強いられている。武田薬品が全面的に経済支援したCASE-J研究の不正広告も、そのような激しい経済競争の中で生じた。ディオバン事件、CASE-J事案のような臨床研究不正問題の再発を防ぎ、日本の臨床研究が世界の信頼を取り戻すために、どのような取り組みが必要とされているのか。

1 氷山の一角か――CASE-J研究

高血圧学会幹部の熱意と武田薬品の思惑

CASE-J研究とは、武田薬品工業が販売するARBカンデサルタン（商品名＝ブロプレス）の脳・心血管合併症予防効果を、高血圧治療薬の中で最もよく使われていたカルシウム拮抗薬アムロジピンと比較する目的で行われた医師主導型臨床試験である。

EBMの普及とともにわが国でも2000年頃からガイドライン作成の機運が高まり、日本高血圧学会もガイドラインに盛り込むべきわが国のエビデンスを模索し始めた。当時の学会幹部、猿田享男慶應義塾大学教授（現名誉教授）と荻原俊男大阪大学教授（同）は、ARBカンデサルタンを発売したばかりの武田薬品に対して大規模臨床試験計画を持ちかけた。武田薬品の「結果はどうあれ、支援する」という回答を得て、早速CASE-J研究という医師主導型臨床試験の体制づくりに着手した。まず京都大学にEBM共同研究センターを設立させ、そこで企画、データ管理、統計解析などを行う形で試験が開始された（猿田享男・荻原俊男・中尾一和監修『CASE-J物語』（先端医学社））。

また、それまで武田薬品医薬開発本部で管理職を務めていたF氏を、京都大学EBM共同研究センター研究員に転職させ、システム構築やデータ管理に当たらせた。

武田薬品からの寄付総額は最低でも30億円あったとされる。武田薬品は「試験の内容に関与せず、支援する」という立場としていたが、後日これが大きな偽りであることが判明する。世界企業である武田薬品が、試験に関与しないというほど甘いわけがなかったのである。

相次ぐ後付けサブ解析

高血圧学会が後援したこともあり、症例登録は最終的に4700例を超えた。わが国から高血圧治療薬のエビデンスを発信したいという研究者たちの念願が叶い、2006年10月の国際高血圧学会での発表にまで漕ぎ着けることができた。

主要エンドポイントの心筋梗塞、脳卒中などを含めた複合エンドポイントでカンデサルタン群とアムロジピン群で全く差がなかったという結果は、米国心臓協会の「Hypertension」に掲載された（Hypertension. 2008 : 51 : 393-8）。

しかし、武田薬品が、満を持して発売した新薬が既存の標準治療薬アムロジピンと効果が同じであったという結果に心から満足するはずもない。そこで考えたのがサブ解析戦略である。糖尿病新規発症、左室肥大、心電図QT間隔のばらつき、肥満高血圧における効果について相次いでサブ解析を行い、そのいずれもがカンデサルタン良好という結果を導き出したのである。

私も研究会でそれらのサブ解析結果をスライドで見せられたが、いずれも事前に定義づけしていない事象に関して、後付けでカンデサルタン有利になるように都合よく定義した結果であることは明白で、その非科学的内容に唖然とするばかりであった。

研究会終了後の某日、武田薬品学術部門幹部10人前後に私の病院に集まってもらい、事前定義なしの後付け解析結果に関しての宣伝活動は慎むように注意した。しかし全く無視され、武田薬品はディオバン広告の向こうを張り、大勢の高血圧や心臓病の専門家を動員してネットや医師向け雑誌で大々的に宣伝した。

「ゴールデンクロス」問題、発覚

CASE-J論文の中に掲載されているカプラン・マイヤー曲線のグラフは非常に奇妙なカーブを描いていた。試験開始3年くらいまではアムロジピン群の方が大幅に心血管系イベントの発生率が低いのだが、その後、発生率が互いに近づき42カ月ではほぼ同等になるという曲線を描いているのである。

しかし後日このグラフが大問題となった。宣伝広告や講演会で用いられていたカプラン・マイヤー曲線のグラフが、論文に掲載されているものとは異なっていたのである（**図**）。これも京都大学・由井芳樹医師による指摘である。オリジナル論文のグラフでは、追跡42カ月で終了し、両群のイベント発生率は互いに接近はしていても逆転はしていなかった。しかし宣伝に用いられたグラフは48カ月まで延長され、そこで逆転（クロス）していたのである。このグラフを武田薬品は「ゴールデンクロス」と命名し、「カンデサルタンはあとからじっくり効いてくる」と、まるで漢方薬のような宣伝文句で販路を広げた。企業が高血圧専門家、臨床医、そして患者を欺いていたのである。

後付けの定義変更も武田薬品が指示

由井氏の指摘はメディアでも取り上げられ、ついに武田薬品は外部の調査機関に調査を依頼した。その結果、意外な事実が次々と発覚したのである。

「ゴールデンクロス」と称されたグラフは何者かによって作り変えられたものであることが判明した。さらに、糖尿病新規発症予防効果に関してカンデサルタン群の方が優れているという結果であったが、その定義は、試験終了後に変更されたものであることが判明した。その結

図　広告に使われたカプラン・マイヤー曲線

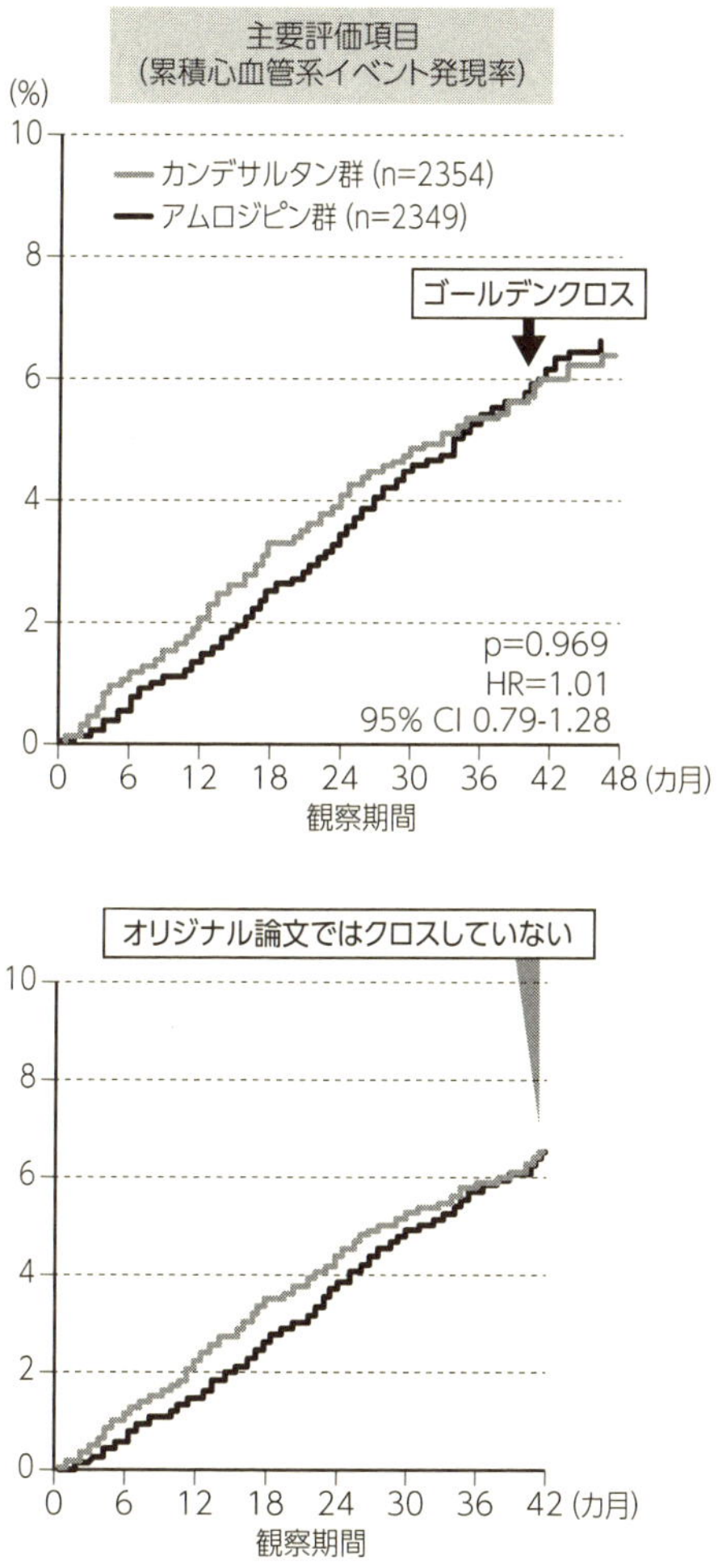

Ogihara T, et al：Hypertension. 2008；51：393-8.

果は、臨床医の治療指針となるわが国の高血圧治療ガイドライン2014年版でも取り上げられ、「本邦の大規模臨床試験であるCASE-JではARBであるカンデサルタン群でアムロジピン群に比べて二次エンドポイントの糖尿病新規発症は有意に低率であることが示されている」と記載された。

以下は、武田薬品が2014年6月に公表した第三者機関（ジョーンズ・デイ法律事務所）による調査報告書からの抜粋である。

武田薬品では、［中略］既に解析された試験データの中から少しでもカンデサルタンのプロモーションにとって有利なデータを引き出すことを目的とした追加解析について協議を行い、検討した追加解析項目の実施を統計解析の実務担当者であったG助手等に何度も繰り返し働き掛けて、実際に追加解析結果を取得していた。

［中略］とりわけ糖尿病新規発症に関する追加解析の働き掛けについては、重要な成果を得ることができた。すなわち、武田薬品では、糖尿病新規発症に関する当初の解析の結果が「有意差なし」であることを認識したため、Y氏がG助手に対して糖尿病新規発症の定義の解釈を変更した追加解析の実施を依頼し、G助手がこれを実施したところ、「有意差あり」とのカンデサルタンに有利な解析結果が得られた。この解析結果は、CASE-J試験の結果に反映された。

高血圧治療ガイドラインは、意図的に作られた解析結果の記載をそのまま臨床医に広めたのである。

厚労省は2015年6月12日、CASE-Jの問題を医薬品医療機器法（旧薬事法）が禁止する「誇大広告」に当たると認定して、武田薬品に業務改善命令を出した。こうして医師主導型臨床試験をめぐる不正問題は、決してノバルティスファーマ一社だけの問題ではないことが浮き彫りになった。

2 横行する「種まきトライアル」

科学的意味のない臨床試験

「種まきトライアル」（seeding trial）とは、企業が新薬の販売を促進するために企画する臨床試験のことであり、いわば研究の名を借りた販売促進手法の一つである。これが最近非常に増えている。試験の目的は、日常診療の中で生じた疑問点を解消するためではなく、医薬品や医療機器のコンセプトを医師に植え付けて、処方や使用動機を促進することである。したがって、研究目的に科学的意味はほとんどない。しかし企業にとっては大きなメリットがある。

第一に、新薬や新しい医療機器のコンセプトを医師、薬剤師に植え付けることで、試験終了後も医師らがその医薬品あるいは医療機器を処方あるいは使い続ける動機付けになる。

第二に、プラセボの使用やモニタリングの必要もなく、保険診療の中で遂行可能なので費用が安く済むというメリットがある。費用は、奨学金あるいは研究補助金という名目の研究費程度である。

第三に、試験遂行にあたって企業学術部員あるいは営業部員が医師とコミュニケーションを図ることができる。近年どこの病院もガードが厳しく、医師との面会も制限がきつくなっているが、臨床試験の打ち合わせという名目で堂々と面談できるというメリットもある。

研究者にもメリット、患者にはメリットなし

研究者にとってもメリットは少なくない。

第一に、大規模臨床試験に参加することで論文著者あるいは協力者として名前が連なり研究業績となる。

第二に、研究責任者を務める専門領域のリーダーを中心として人間関係を構築できる。言い換えれば、仲間外れにならずに済むということである。

第三には、これが最も大きいことであるが、研究費という名目で企業からの経済的援助を受けることができ、パソコンやソフトの購入あるいは海外の学会出張の旅費・宿泊費に使うことができる。

しかし、患者にとってはメリットはほとんどない。むしろ従来薬から切り替えることで新たな副作用発現の可能性があり、また、新薬として薬価の高い薬を処方されることになるのである。

種まきトライアルの最も厄介な点は、研究者はそれが種まきトライアルであることに全く気づいていないことである。ほとんどの研究者は「これは一切メーカーが関与していない医師主導型トライアルである」と言い張る。ディオバン関連トライアルやCASE-Jトライアルでも医師、企業双方が種まきトライアルを否定していた。

3 ジェネリック医薬品台頭に苦悶する先発品メーカー

種まきトライアルに走らざるを得ない理由

なぜ、企業は非倫理的ともいえる種まきトライアルをやろうとするのか? 企業にも事情がないわけではない。

わが国の施策として、医療費適正化のためジェネリック医薬品(後発医薬品)の処方が推奨され、政府はジェネリック医薬品の数量シェア80%を目標に掲げている。先発医薬品メーカーが新薬を独占販売できるのは、特許が切れジェネリック医薬品が上市されるまでの概ね10年前後である。しかも新薬上市後の最初の1年間は「副作用観察のため」という名目で、原則2週間以内の処方しか認められていない。

企業は大変な手間とコストをかけて新薬をつくるが、特許期間が過ぎると後発医薬品メーカーに市場を譲ることになる。後発品メーカーは開発コストを大幅に抑えることができるので大きな利益を得ることになるのである。しかも先発品メーカーが大々的に宣伝してくれたおかげでさらなる宣伝の必要はない。

先発品メーカーは次々と新薬を開発しなければならず、その上、開発にかかった膨大な費用を特許切れの前に回収しなければならない。これが1社や2社ならば問題ないが、5社、6社が同じような新薬を発売するとなると、つい過度な宣伝合戦や種まきトライアルといった対策をとらざるを得ないのである。被害者は国民である。

欧米に倣って国はジェネリック医薬品を推奨しているが、企業を過当競争に走らせないためには、優れた新薬の特許期間を15年ほどに延長する、あるいは先発品メーカーが価格を大幅に下げて発売するオーソライズド・ジェネリック（AG：authorized generic）の使用を推進するといった施策も同時に行うことが望ましい。

桑島メモ ▼ **オーソライズド・ジェネリック（AG）**

オーソライズドとは「公認する、正当と認める」という意味であるから、「公認ジェネリック医薬品」とでも訳すことができよう。一般のジェネリック医薬品は、医薬品としての有効成分は先発品と同じでも添加物や製法が異なる。しかしオーソライズド・ジェネリックは、先発品メーカーから特許の許諾を受けるために、原薬、添加物、製法まですべて先発品と同じである点が大きな特徴である。オーソライズド・ジェネリックの推進によってジェネリック医薬品の品質に対する医師や患者の不安が払拭されるかもしれない。

懸念される粗悪品混入

ジェネリック医薬品の普及をめぐるもう一つの懸念は、後発医薬品メーカーの乱立である。一つの医薬品に数十あるいは数百の後発医薬品が発売されるので価格競争は必至である。そうなると添加物に粗悪品が紛れ込む可能性がないではない。マンションの傾きが明らかになったことをきっかけに、建造物の杭打ち不正問題が発覚した事件があったが、医薬品でも同じようなことが起こらないとも限らない。

政府は一方的にジェネリック医薬品処方を推進するばかりでなく、長期的な観点から、先発企業の経済的競争や疲弊が種まきトライアルといった無意味な研究を招来するのを防ぐ方策を検討・実施すべきである。

4　日本の医師主導型臨床試験はどこに問題があるのか

治験と医師主導型臨床試験の違い

臨床試験には市販前の治験と、市販後の臨床試験がある。治験というのは、医薬品の製造・

販売の承認を得るために、適正使用条件下での薬効（efficacy）を確認する臨床試験である。一方、市販後臨床試験は、すでに認可を得て市販された後に実臨床での有用性（effectiveness）を評価するための臨床試験である。

例えば、新しい高血圧治療薬が開発された場合、企業は各医療機関に依頼して安全性とともに血圧を下げる薬効を検証し確認する。それが治験である。企業はそのデータを厚労省の所管である独立行政法人医薬品医療機器総合機構（ＰＭＤＡ：Pharmaceuticals and Medical Devices Agency）に提出し、厳格な審査を受ける。治験の実行にはＧＣＰ（Good Clinical Practice）という、医薬品医療機器法（旧薬事法）に基づく厳しい条件が課せられており、違反すると罰則を伴う。

一方、市販された後に実臨床での有用性をプラセボや従来治療薬との比較によって検討するのが医師主導型臨床試験である。今回問題になった一連のディオバンに関する臨床試験は、後者の医師主導型臨床試験である。医師主導型臨床試験は本来、医師が日常診療の中で疑問に思っていることを解決するのが目的で、企画から実行、統計解析、論文発表まで医師が自主的に行うものである。これまでわが国では法規制もなく、国への届出義務もなかった。

しかし臨床試験の遂行にはデータ管理や統計解析、論文作成、協力施設への協力費支払いなどでかなりの費用がかかり、その費用を企業からの研究費に依存する場合が多い。企業としては自社製品のエビデンスをつくるためには、臨床試験データを得る必要がある。その点で研究者と利害が一致し、資金援助の協力に積極的になるのである。

PROBE法は企業にとっても好都合

わが国の医師主導型臨床試験で多く用いられるPROBE法は、患者も医師もどちらの群に割り付けられているかが分かる方法であり、被験者の同意も得られやすいというメリットがある。反面、企業支援の試験ではバイアスがかかりやすいという問題がある。特にエンドポイントに狭心症や心不全などのソフトエンドポイントを含めると、担当医は支援を受けている企業の製品に有利な判断をしかねない。まさに今回の一連のディオバン関連臨床試験がその代表例といえよう。

またPROBE法は、わが国では保険診療の中で実施可能であり、多くはプラセボを必要としないことなどから、安上がりにエビデンスをつくることができ、企業に好都合なのである。ただし、あくまでもソフトエンドポイント、すなわち客観性の乏しいエンドポイントを設定しないことが基本ルール、鉄則である。

心血管イベントが生じにくいわが国の医療環境

わが国においては、国民皆保険のもとで、心血管リスクのある患者は抗血小板薬やスタチン薬などが標準治療となっており、心血管合併症が発症しにくくなっている現状がある。一方、高血圧、糖尿病、高コレステロール血症治療薬の臨床試験では、心筋梗塞や脳卒中といったイベント発症を対照薬と比較するわけであるから、発症することが前提となっている。ここにわが国の臨床試験の実行の難しさがある。だから、狭心症や心不全の入院といった客観性の乏しいエンドポイントを設定するのもやむを得ないという意見もある。

しかし、信頼し得る臨床試験遂行のためには、本来は二重盲検法を採用すべきであり、どうしてもPROBE法にこだわるのであれば、客観性に乏しいエンドポイントは除外することが絶対条件である。心筋梗塞や脳卒中などのハードエンドポイント発症が少ない状況に対応するためには、高リスク症例に限定して対象症例数を少なくとも1万人規模にするべきである。そのためには複数の大学が協力して多施設で臨床試験を行う必要がある。

5 利益相反管理の不備

医学における利益相反

一連のディオバン関連の臨床試験では、不適切な利益相反が問題となった。

利益相反はそれ自体が問題なのではなく、あくまでも不適切な利益相反が問題となるのである。利益相反（ＣＯＩ：conflict of interest）とは、一方との関係において利益になることが、他方において不利益になることを意味し、社会ではしばしば生じることである。

桑島メモ▼ **平重盛と利益相反**

分かりやすい例を挙げてみよう。平安時代の武将、平重盛は、父親の平清盛と時の君主である後白河法皇との激しい対立の間で板挟みになり、葛藤する中で、「忠ならんと欲すれば孝ならず。孝ならんと欲すれば忠ならず。重盛の進退ここにきわまれり」という有名な言葉で利益相反の苦しい胸中を吐露した。

医学における利益相反とはどのようなものであろうか。わが国の国策である産学連携が盛んになると、公的な存在である大学や研究機関などの学術機関が特定の企業の活動に深く関与することになる。その結果、学術機関においては、教育・研究という社会的責任と企業から得る研究費などの利益とが衝突・相反する状態が必然的に発生する。医学部や医療機関であれば、教育・研究のほかに診療行為と患者保護が社会的責任に加わることになる（**図**）。

不適切な利益相反の監視と管理・指導が重要

今回のディオバン論文問題に当てはめると、大学の

図　研究機関（者）と企業のCOI

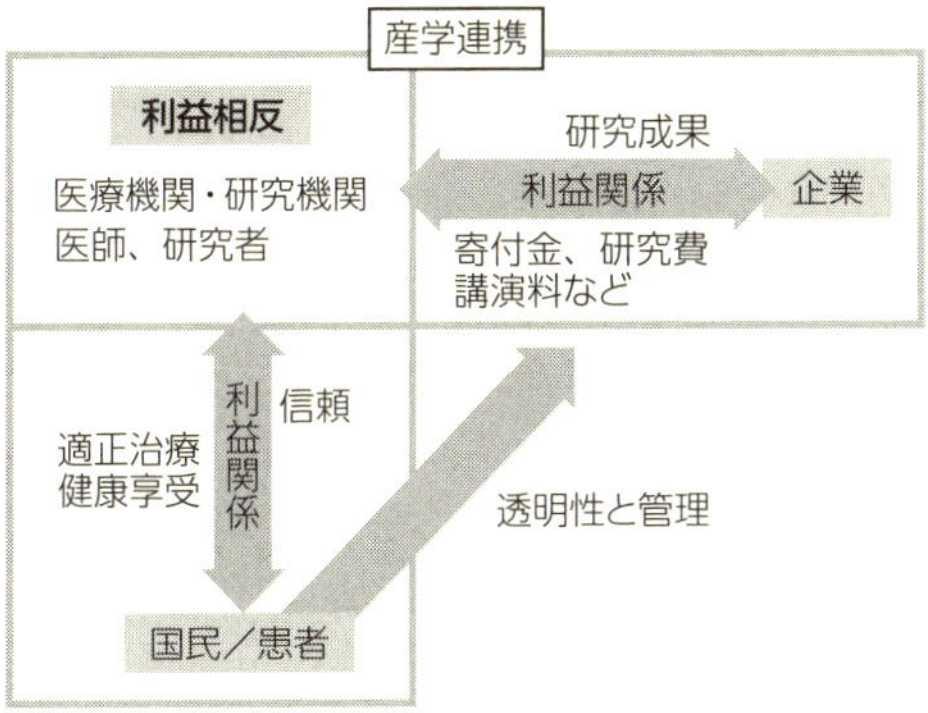

研究者がノバルティスファーマから社員派遣や奨学寄付金という利益を得ることが、研究や診療という社会的責任と利益相反関係にあったという事実が適切に開示されていなかったことが問題となった。

利益相反は、産学連携では不可避的に生じる問題であるが、それを全面的に許容しながら管理が不十分だと、研究にバイアスが入り、研究の質が低下する可能性がある。また、時には今回のように不正行為も起こりやすくなり、結局は被験者や国民が不利益を被ることになるのである。

海外の臨床試験では、製薬会社の社員が堂々と執筆者に名を連ねている。しかし、わが国でも堂々と名前を連ねれば問題ないかというと、そういうわけではない。海外では市販後臨床試験といえども不正があった場合には法的な制裁があるため、製薬会社の社員も緊張感を持って論文作成に参加できるのである。

今回の事件では、白橋氏がノバルティスファーマ社員であることを隠して臨床研究に深く関与していたことで、不適切な利益相反が問題となった。重要なことは、適切に利益相反を開示し、第三者がその利益相反関係を管理することである。第三者とは、研究機関の長あるいは倫理委員会委員長などであるが、不適切な利益相反と判定された場合には厳格な指導と、時には罰則が必要である。形式だけの利益相反開示にさせないことが重要である。

6 再発防止に向けての課題

研究支援体制の整備と倫理審査委員会の充実

臨床研究不正の再発を防止するためには、まず研究支援体制の整備が急務である。

さらに、研究の自由を保障し、研究の萎縮を回避した上で、質の高い臨床研究を遂行するためには、倫理審査委員会の充実が不可欠である。しかし各医療機関とも研究申請が膨大な割には審査にかける人員が不足しており、かつ審査のための時間も少ないのが現状である。倫理審査委員会を効率化するには、外部から選任した2名ほどの臨床試験経験者と、臨床試験室長、スタッフでまず一次審査を行い、委員会で討議する内容を絞ることが必要であろう。大学や医療機関の定年退職者の積極的活用によって人材不足を補うといった工夫も有効である。

これまでの倫理審査委員会は文字通り、倫理的な側面からの審査が中心であったが、これからは研究デザイン、プロトコールの科学的妥当性についても審査を行う必要がある。そのためにも臨床試験について専門的知識を持った人材を委員に含めることは重要である。

人員定数を埋めるために、臨床試験の知識に乏しい事務系職員を委員に交えることは医療機関、事務系職員にとっても効率的な業務とはいえず、最小限にとどめるべきである。

人材不足の解消

最近は、生物統計の専門家を各大学で育成しているが、統計の専門家は米国と比べるとまだまだはるかに少ない。国際計量生物学会は、国際連合の生物計量部門として1948年に発足した学会であるが、日本の会員は米国の10分の1程度にすぎない。実質的に臨床試験や治験に対応できる人材の育成は急務である。

大学や医療機関では治験事務局あるいは臨床研究支援センターを設置し治験コーディネータ（CRC）を雇用することが多くなったが、実際には市販前の治験業務に追われ、市販後臨床試験のサポートまで手が回らないのが現状である。治験業務は、書類が煩雑かつ膨大であり事務作業が非常に多い。臨床試験システムのみならず、薬剤に対しての専門的知識が要求されるCRCの人材は、どこの医療機関でも必要数を満たしていない状況にある。

7 医師主導型臨床試験に法規制は必要か

海外主要国は法規制あり

医師主導型臨床試験にはこれまで法的規制がなかった。今回のディオバン臨床研究不正事件のような事案の再発を防ぐためには、すべての市販後臨床試験は、治験（市販前臨床試験）と同じように医薬品医療機器法（旧薬事法）で定められたGCP（Good Clinical Practice）のもとで行うべきであるという意見もある。

GCPでは、①治験内容の国への届出、②治験審査委員会での審査、③被験者の同意取得、④国への副作用報告、⑤製薬会社によるモニタリング――などを義務づけている。書類作成が煩雑で、モニタリングに多額の費用と労力を要する。

海外の主要国では医師主導型臨床試験にも市販前試験と同様に法規制が課せられている（**表**）。

しかしわが国では、医師主導型臨床試験に法による規制を設けることは学

表　医薬品に係る臨床試験をめぐる各国の制度比較

	米国	英国	フランス	日本	
				治験	臨床研究
根拠法令	FD&C法 21CFR, 45CFR46	薬事法 EU臨床試験指令	データ保護法 研究規制法 生命倫理法 EU臨床試験指令	薬事法	**倫理指針**
規制事項	計画審査 有害事象報告 倫理審査	計画審査 有害事象報告 倫理審査	計画審査 有害事象報告 倫理審査 補償	計画審査 有害事象報告 治験審査	**計画審査** **有害事象報告** **倫理審査**
規制当局	FDA	MHRA	ANSM	PMDA 厚労省	**厚労省**
品質管理／品質保証（モニタリング／監査）	必要	必要	必要	必要	**なし**
広告規制	あり	あり	あり	あり	**なし**
罰則	ブラックリスト 補助金停止 臨床研究認可取り消し	研究者に法的罰則（罰金、拘禁）	研究者に法的罰則（罰金、拘禁）	あり	**なし**

（2013年9月2日 国立がん研究センター藤原康弘氏作成資料を改変）

問の自由を損ねる可能性があるとして反対する意見も少なくない。

厚労省が臨床研究法案を提出

そのような中、厚労省は高度な臨床研究を実施する臨床研究中核病院を2015年から制度化するなどの法整備を行ってきた。さらに、「法制度を含めた臨床研究に係る制度の在り方」をめぐる2年にわたる議論を踏まえて臨床研究法案をまとめ、2016年5月に国会に提出した。法案の主な内容と私の意見を以下にまとめる。

1 企業から資金提供を受けて実施される臨床研究が、未承認・適応外医薬品等の臨床研究とともに「特定臨床研究」に位置づけられる

2014年12月に発表された厚労省の「臨床研究に係る制度の在り方に関する検討会」報告書では、法規制の範囲は、①未承認または適応外の医薬品・医療機器等を用いた臨床研究、②医薬品・医療機器等の広告に用いられることが想定される臨床研究——とされていたが、臨床研究法案では、②の部分の表現が「製薬企業等から資金提供を受けて実施される当該製薬企業の医薬品等の臨床研究」に変更された。

より表現が具体的になった点は評価できるが、複数の企業から献金を受けて基金を設立して行う臨床研究ではどのような扱いになるのかが不明。科学研究費など公的資金で行う場合には規制がかからないのは従来通りである。

2　特定臨床研究の実施者に対して、モニタリング・監査の実施、利益相反管理の実施基準の遵守、インフォームドコンセントの取得、個人情報の保護、記録の保存を義務づける

治験と同様の扱いになり、研究実施にはかなりの費用と時間がかかることになる。内部で監査やモニタリングを的確に行えるＣＲＯ（受託臨床試験実施機関）機能やＡＲＯ（アカデミック臨床研究機関）を備えた医療機関は少ないため、民間の臨床研究支援会社にビジネスチャンスを与えることになるのではないかとの見方もある。これまで企業から大学に奨学寄付金という曖昧な名目で流れていた資金が、契約という形でＡＲＯへ流れることになる。

企業に対してはハードルが高くなり、一定の歯止めにはなると思われる。

3　厚生労働大臣の認定を受けた認定臨床研究審査委員会の意見を聴いた上で、実施計画を大臣に報告することも義務づけられる

企業には資金提供の情報公開と実施者との契約の締結を義務づけた。違反した場合の罰則として3年以下の懲役または３００万円以下の罰金が科せられる。

事前報告は、ＵＭＩＮ（大学病院医療情報ネットワーク研究センター）臨床試験登録システムに登録することが望ましいとされているが、法制化ではそれが義務づけられることになる。研究者が緊張感を持つことで、臨床研究の質を高めることが期待される。資金提供の情報公開に違反した場合に罰則がかかることは当然である。

4　認定臨床研究審査委員会の設置を義務づける

従来は、医療機関内での臨床研究に関する審議は、治験審査委員会あるいは倫理審査委員会で行われてきたが、今回の法案では新しく厚生労働大臣の認定を受けた「臨床研究審査委員会」の設置を義務づけた。

臨床研究を実施する病院または診療所は厚生労働大臣の認可を受ける必要があり、委員会は実施者に対して実施の適否、改善を要する点などについて意見を述べる、と規定されている。委員会は臨床研究の専門的知識を有する委員で構成するとされているが、各医療機関にそれに該当する人間がどれだけいるかが問題であろう。委員会が適正に機能していない場合、設置者に対して要件に適合させるための必要な措置をとることを命ずるとしている。審査委員会の役割を強化し、おざなりの委員会ではいけないということを明記したのである。

5　医師主導型臨床試験に対する法規制に関して

臨床研究の法規制に関しては反対という意見も根強い。今回の法案を作成する過程で行われた厚労省「臨床研究に係る制度の在り方に関する検討会」での日本医学会、研究者、業界団体に対するヒアリングでも、基本的には法規制は反対、あるいは慎重であるべきという意見が大勢を占めた。それでも法規制やむなしとの結論に至ったのは、ディオバン事件やCASE-J事案にみられるような臨床研究の質の低下、それによる信頼性の低下を速やかに回復して、患者からも世界からも信頼されるために臨床研究の質を高めることが急務だからである。

現状では、日本の臨床の指導的立場にある研究者の中に、科学的事実を突き止めたいという探究心よりも、名誉欲、研究費集めの金銭欲の方が勝っている者が少なからずいるように思える。このような臨床研究を軽視している、研究者とも呼べない人たちの不適切な臨床研究遂行を防止するには法的に規制するのもやむを得ないのではないか。

私の知る限り、法的規制の必要のない、本当の意味で臨床研究を遂行できる人材はかなり限定的である。そういう人たちが学問の自由を損ねると主張するのは理解できるとしても、我が国の臨床研究の信頼性を高めるためには、一定の法規制はやむを得ないし必要であると考える。

8　誇大広告の防止へ

白神研究班の提言

今回のディオバン関連事件では、自社製品の効果を捏造して一般臨床医に宣伝したことに問題があり、それが旧薬事法で禁じている虚偽・誇大広告とみなされ、製薬企業元社員が起訴されるに至った。またＣＡＳＥ－Ｊ研究では、臨床研究のデータを不適切に改造して広告に用いたことで厚労省から業務改善命令を受けている。このような虚偽・誇大広告は、臨床医に不適切な処方行動をもたらし、その結果、患者は本来受けるべき適切な治療による恩恵を享受できず、最終的には重大疾病を引き起こす可能性が高くなる。

特許切れとの戦い、先発医薬品間の競争と厳しい状況が続く中、製薬企業は誇大広告に走りがちであるが、装飾品ならいざしらず、医薬品の誇大広告は国民の健康に関わることである。

2014年10月、厚労省の「製薬企業の薬事コンプライアンスに関する研究班」(主任研究者=白神誠日本大学薬学部教授)は、医療用医薬品の広告のあり方に関して、以下のような提言を行っている。

①査読のある雑誌に掲載された臨床研究の結果であれば、主要評価項目、副次評価項目いずれの情報も広告に利用可能とするが、サブグループ解析の結果は原則として利用しないものとする
②製薬企業が関与した臨床研究の結果の論文を広告に利用する場合は、製薬企業の関与(金銭提供、労務提供)の状況を広告に明記する

研究班は、製薬業界、業界団体の審査体制にも言及し、第三者を参加させて透明性を確保した組織を設置することなどを提言している。公的機関の広告審査および行政機関の監視については、表現の自由や検閲の禁止といった憲法の規定に抵触する可能性があることなどから、慎重に検討する必要があるとしつつ、薬事法違反に関する通報窓口を活用して広告違反情報を収集することや、医療従事者による広告監視モニター制度を構築することも提言している。

この提言を受けて、厚労省は、医療用医薬品の広告の監視体制を強化する姿勢を打ち出した。全国の医師らに監視モニターへの協力を依頼して、医療用医薬品の広告の効能や効果に誇大内

容の疑いがあった場合に国に報告してもらう監視制度を創設するという。

盲信を避け、批判的吟味を

しかし何より重要なことは、広告を見る側、講演会を聴く側の臨床医や薬剤師が、常に情報を批判的に吟味して正しく理解することである。学会の大御所や権威ある雑誌の広告だからといって盲信することは避けなければいけない。批判的吟味とは、臨床試験の対象数は十分か、日本人にも適応できる薬剤用量か、二次エンドポイントが強調されていないか、試験の仮説は何であるか、スポンサー企業の意向に沿ったプロトコールではないか――などのポイントを一つ一つチェックすることである。『臨床研究を正しく評価するには　Dr.ファーバーグが教える26のポイント』（ライフサイエンス出版）の一読をお勧めする。

現在も新規糖尿病治療薬や新規抗凝固薬、コレステロール低下薬が相次いで登場し、広告や講演会も凄まじい数である。新薬の真の評価が固まるには5年は必要であり、現場の臨床医・薬剤師には慎重な対応が求められる。

また大規模臨床試験の結果は、あくまでも厳格な参加基準をクリアした集団での結果であり、日常診療でのリアルワールドの患者にその結果が必ずしも適用できるものではないということも念頭に置く必要がある。新規抗凝固薬「プラザキサ」がわが国で発売された後わずか半年で高齢者における重篤な出血事故や死亡例が多数報告されたことなどを想起すべきである。

エピローグ

ディオバン関連の臨床試験に関して、私は発表当初から疑念を持ち続け、ＮＰＯを立ち上げて、いろいろな機会でその問題点を指摘してきた。しかしその声はほとんど無視されてきた。学会幹部が絶賛し、ディオバンも売り上げを伸ばす中、真実は永久に闇に葬られるかと諦めかけていたときに事態を一転させたのが、由井芳樹氏の〝懸念〟である。

由井氏の告発が端緒となり、日本循環器学会、日本医師会が動き、そしてメディアが活発に報道したことで大学も調査に乗り出し、驚くべき不正が次々と明らかになった。まさに「天網恢々疎にして漏らさず」とあらためて感じざるを得ない。

◇

最後に私自身のことについても書いておかねばならない。

私が高血圧の研究に関わるようになったのは43年前の１９７３年である。東京都養育院附属病院（現在の東京都健康長寿医療センター）循環器科に就職して間もなく、上司から高齢者高血圧を研究テーマにして臨床と研究に従事するようにと言われた。まず当時測定法が確立されたばかりのレニン活性測定に従事した。高齢者ではその値が著しく低いことから、レニン-アンジオテンシン-アルドステロン（ＲＡＡ）系は高齢者高血圧の成因として重きをなしておらず、むしろ低レニンが高齢者高血圧の要因ではないかとの思いを抱くようになった。この頃の経験がＡＲＢの降圧効果と臓器保護効果に疑念を抱く発端になった。

当時、研究検査部部長であった蔵本築先生（現名誉院長）を中心とした循環器科グループは連続剖検症例のデータから生前の血圧値と動脈硬化や脳病変、心筋病変を対比させる研究を積み重ねていた。それらのデータをまとめた結果をみると、やはり高齢者でも生前の血圧値が高い症例では脳卒中や心筋梗塞が多かった。このような病理所見との対比データを有している医療機関は世界でも少なく、高血圧と動脈硬化の関係をエビデンスとして実感することができた。

蔵本先生はさらに、高齢者を治療群とプラセボ群に割り付けて４年間追跡するランダム化比較試験を実施され、高齢者でも治療した方が有用との成績を世界に先駆けて示した（Japanese Heart Journal 1981 : 22 : 75-85）。また高齢者高血圧に対するカルシウム拮抗薬と利尿薬の心血管合併症予防効果を二重盲検法で比較するという世界で初めてともいえるランダム化比較試験ＮＩＣＳ-ＥＨ試験（Hypertension 1999 : 34 : 1129-33）を全国の研究班の協力を得て遂行し、私もサブ解析論文を発表した（Hypertension Research 2001 : 24 : 475-80）。高血圧臨床試験の嚆矢となる臨床研究を手伝わせていただいたことは、私のその後の臨床研究に対する姿勢を形成するのに役立った。

私にとって僥倖は、重症な高血圧に対する有効な降圧薬がほとんどなかった１９７４年当時において優れた降圧薬カルシウム拮抗薬に出会ったことである。当時異型狭心症として日本で治験が進められていたニフェジピン（商品名＝アダラート）を臨床応用する機会に恵まれたのである。当時の病院長であった村上元孝先生（故人）は前任地の金沢大学教授時代に行った狭心症治療薬の治験から、ニフェジピンに強力な降圧作用があることを見抜いていた。治療に難渋している高血圧患者さんにも投与したが、ほぼ例外なく速やかに血圧が下がった。セレンディピティというべきか、これが凄い降圧薬であることを直感し、このことを世界中の医師に知らせなければという一念で、その結果をまとめて英文で発表した。村上先生はすでに症例報告を発表していたが、重症高血圧例を中心にまとめて発表した論文としては世界で最初の論文となった。「アダラートカプセル」は持続性が短く、血圧の持続的管理には不向きであったため、バイエル薬品から、より持続性のある「アダラートL」「アダラートCR」などが製品化され、今日でも高血圧治療薬の標準薬としての地位を得ている。

その後、同じカルシウム拮抗薬でも薬効持続性が非常に長いアムロジピンの臨床研究が進行している頃、経時的血中濃度測定で薬剤蓄積性のないことの確認試験を私が行うことになり、いち早く降圧効果の持続性を実感することができた。現在でも高血圧治療薬の中心をなす二つのカルシウム拮抗薬の臨床研究に開発当初から携われたことは、高血圧の臨床研究を進める上での大きな力になった。

1990年頃から家庭用血圧計と24時間血圧測定計が登場したことにより、医療機関以外の環境下で血圧を評価するという新しい研究分野を切り開くことができた。白衣高血圧、夜間高血圧、早朝高血圧、仮面高血圧、職場高血圧などの新しい概念に関する臨床研究を相次いで学会誌に発表した。1994年にはそれまでの研究成果を『血圧変動の臨床』（新興医学出版社）

という一冊の書籍にまとめることができた。

1995年頃、欧州の高血圧学会に出席した折に、Evidence-Based Medicine（EBM）という新しい治療概念が登場していることを知り、これは将来医療を変える考え方であると直感した。帰国早々、EBMの根幹をなすエビデンスとなる臨床試験の結果を批判的に吟味しながら、適正な情報を日本の一般臨床医に伝えるべきと考えるようになった。

以上のような私の臨床経験と研究歴から、「高血圧は血管に対する負荷であり、動脈硬化は高血圧のレベルと持続期間によって進展が促進される」、したがって「血圧は年齢にかかわらず〝低い方が合併症は少ない（The lower, the better）〟」を確信するに至った。また、レニン-アンジオテンシン系抑制薬は高齢者では降圧効果も発揮しにくいということも、降圧薬に関する多くの臨床研究と経験から学ぶことができた。高血圧の合併症予防においてARBがカルシウム拮抗薬や利尿降圧薬よりも断然優れているという臨床研究の結果は決して受け入れられるものではなかったのである。

◇

私もこれまで製薬会社が関係する講演会に参加し数多くの講演を行ってきたが、企業に迎合することのないよう細心の注意を払ってきたつもりである。後援企業によって話の内容を変えるようなことはなく、自らの臨床経験と研究に基づいた高血圧治療や臨床研究の適正な見方・考え方を広めるように心がけてきた。

本章の最後に私の利益相反を開示した。

私の基本的なスタンスは〝反医療〟ではない。製薬企業と反目するのではなく、協力しながら最新の適正な医療を提供するという姿勢であり、「和して同ぜず」「是々非々」の姿勢で臨むことをモットーとしている。

2009年に琉球大学の植田真一郎教授や東海大学の後藤信哉教授らの協力を得て、NPO法人臨床研究適正評価教育機構（J-CLEAR）を立ち上げ、大勢の方に会員になっていただいた。会員数も間もなく300名に達する見込みである。

会員には定期的に臨床研究の考え方やコメントについて情報を提供しているほか、年数回のセミナーや講演会を開催している。機関誌「Annual Overview」では1年間に発表された臨床研究を、J-CLEARの会員によるコメントを添えて掲載している。最近ではケアネット社の協力によりオンラインの情報ページ「CLEAR！ジャーナル四天王」でJ-CLEARメンバーが企業側に偏らない公平なトライアルコメントを発信している。（J-CLEARホームページ http://j-clear.jp）

●著者の利益相反開示（日本内科学会規定による）

〈講演料〉

・大日本住友製薬、アステラス製薬

（J-CLEAR賛助会員についてはホームページに記載）

資料1 ディオバン事件関連5大学における臨床研究の概要

（厚労省「高血圧症治療薬の臨床研究事案に関する検討委員会」報告書より改変）

1. 慈恵ハート研究（JIKEI HEART Study）

○**研究の中心となった施設**　東京慈恵会医科大学（研究責任者：望月正武）

○**期間**　2002年1月～2014年12月

○**対象症例数**　3081例

○**追跡期間（中央値）**　3.1年

○**研究法**　前向きランダム化オープンエンドポイント盲検化試験（PROBE法）

○**概要**　冠動脈疾患または心不全を併発している高血圧の患者に対し、ARB「ディオバン」を投与する群とARB以外の降圧薬を投与する群に分けて、追跡期間の間に脳卒中や狭心症等の心血管イベントなどがどのくらい発生するかを比較する研究

○**研究結果**　ディオバンを投与する群では、ARB以外の降圧薬を投与する群に比べ脳卒中や狭心症などの発症が39%少なかった

○**主論文筆頭著者**　望月正武（慈恵会医科大学）

○**統計解析者**　白橋伸雄（大阪市立大学）

○**エンドポイント委員会**　堀内正嗣（愛媛大学）、山崎純一（東邦大学）、楽木宏実（大阪大学）
○**掲載誌**　Lancet. 2007 : 369 : 1431-9.【撤回】

2. 京都ハート研究（KYOTO HEART Study）

○**研究の中心となった施設**　京都府立医科大学（研究責任者：松原弘明）
○**期間**　２００4年1月～２００7年6月
○**対象症例数**　３０３１例
○**追跡期間（中央値）**　３・27年
○**研究法**　前向きランダム化オープンエンドポイント盲検化試験（ＰＲＯＢＥ法）
○**概要**　血圧コントロール不良の高血圧の患者に対し、ＡＲＢ「ディオバン」を投与する群とＡＲＢ以外の降圧薬を投与する群で、追跡期間の間に心血管イベントがどのくらい発生するかを比較する研究
○**研究結果**　脳卒中や狭心症などの発症が、ディオバンを投与する群では、ＡＲＢ以外の降圧薬を投与する群より45％少なかった
○**主論文筆頭著者**　沢田尚久（京都府立医科大学）
○**統計解析者**　八木克巳（ルイ・パストゥール医学研究センター）、白橋伸雄（大阪市立大学）
○**エンドポイント委員会**　檜垣實男（愛媛大学）、光山勝慶（熊本大学）、市来俊弘（九州大学）
○**掲載誌**　European Heart Journal. 2009 : 30 : 2461-9.【撤回】

3．VART研究（VART Study）

○**研究の中心となった施設**　千葉大学（研究責任者：小室一成）
○**期間**　2002年7月～2009年3月
○**対象症例数**　1021例
○**追跡期間（平均値）**　3・4年
○**研究法**　前向きランダム化オープンエンドポイント盲検化試験（PROBE法）
○**概要**　高血圧の患者に対し、ARB「ディオバン」を投与する群とカルシウム拮抗薬アムロジピンを投与する群で、試験期間中の心血管イベント発生率を比較する研究
○**研究結果**　主要評価項目である心血管イベント（脳卒中、心筋梗塞、狭心症、死亡等の複合エンドポイント）の発症については、両群に有意差は認められなかった。しかし、副次評価項目である高血圧症による心肥大等の指標である左室心筋重量係数や、腎臓の機能の指標である尿中アルブミン／クレアチニン比が、ディオバンを投与する群で低下した
○**主論文筆頭著者**　鳴海浩也（千葉大学）
○**統計解析者**　白橋伸雄（大阪市立大学）
○**エンドポイント委員会**　高橋長裕（千葉市立青葉病院）、山田善重（千葉医療センター）、庭山博行（船橋中央病院）、河野行儀（千葉社会保険病院）

○**掲載誌**　Hypertension Research. 2011 : 34 : 62-9.【撤回】

4．SMART研究（SMART Study）

○**研究の中心となった施設**　滋賀医科大学（研究責任者：柏木厚典）

○**期間**　2003年12月〜2006年3月

○**対象症例数**　150例

○**追跡期間**　24週間

○**研究法**　前向き多施設無作為化非盲検試験

○**概要**　2型糖尿病腎症を併発している高血圧の患者に対し、ARB「ディオバン」を投与する群とカルシウム拮抗薬アムロジピンを投与する群で、追跡期間における尿中微量蛋白の改善効果を比較する研究

○**研究結果**　ディオバンを投与する群では、アムロジピンを投与する群よりも尿中アルブミン／クレアチニン比が低下した

○**執筆委員会**　宇津貴、柏木厚典ほか2名

○**統計解析者**　記載なし（研究者の一人として白橋伸雄の記載あり）

○**掲載誌**　Diabetes Care 2007 : 30 : 1581-3.【撤回】

5. 名古屋ハート研究(NAGOYA HEART Study)

○**研究の中心となった施設**　名古屋大学(研究責任者:室原豊明)
○**期間**　2004年10月~2010年7月
○**対象症例数**　1150例
○**追跡期間(中央値)**　3.2年
○**研究法**　前向きランダム化オープンエンドポイント盲検化試験(PROBE法)
○**概要**　高血圧と耐糖能異常を合併する日本人患者に対し、ARB「ディオバン」を投与する群とカルシウム拮抗薬アムロジピンを投与する群で、追跡期間に腎機能の変化や心血管イベントがどのくらい発生するかを比較する研究
○**研究結果**　血圧、糖尿病コントロール、主要心血管疾患の発症抑制などに関して二つの治療群に差はなかった。しかし心不全による入院は、ディオバンを投与する群ではアムロジピンを投与する群よりも少なかった
○**主論文筆頭著者**　Takashi Muramatsu
○**統計解析者**　白橋伸雄(大阪市立大学)
○**エンドポイント委員会**　松原達昭(愛知学院大学)、古森公浩(名古屋大学)、道勇学(愛知医科大学)
○**掲載誌**　Hypertension. 2012 : 59 : 580-6.

資料2 ディオバン臨床研究不正事件の経緯

【2000年】

11月　ノバルティスファーマ（以下、ノバルティス社）が「ディオバン」販売開始

【2002年】

1月　慈恵会医科大学が慈恵ハート研究（JHS）開始

7月　千葉大学がVART研究開始

【2003年】

12月　滋賀医科大学がSMART研究開始

【2004年】

1月　京都府立医科大学が京都ハート研究（KHS）開始

10月　名古屋大学が名古屋ハート研究開始

【2006年】

9月　欧州心臓病学会（ESC）で望月正武氏がJHS発表（5日）

10月　国際高血圧学会で望月氏がJHS発表（18日）
同じ学会で荻原俊男氏がCASE-J発表

【2007年】

4月　JHS論文がLancetに掲載

【2008年】
6月　日経メディカルが「ノバルティスファーマ提供特別広報版」で「日本人初のARBのエビデンス」特集
滋賀医大のSMART論文がDiabetes Careに掲載
8月　桑島、日本医事新報でJHSやCASE-Jの問題点指摘

【2009年】
9月　ESCで松原弘明氏がKHS発表（1日）
KHS論文がEuropean Heart Journalに掲載（1日）
臨床研究適正評価教育機構（J-CLEAR）設立（4日）
10月　桑島、日本高血圧学会シンポジウムでJHS・KHSを批判、論争となる（2日）

【2010年】
5月　Hypertension Researchに桑島論文「Magic ARB, or magic trial?」
10月　VART研究がHypertension Research オンライン版で発表

【2011年】
7月　桑島、日本医事新報「J-CLEAR通信」でJHS・KHSなど批判

【2012年】
1月　名古屋ハート研究論文がHypertensionに掲載
4月　Lancetに由井芳樹氏の「Concern」掲載（14日）
5月　日本医事新報に由井氏論文掲載（19日）
7月　専門誌座談会で堀内正嗣氏、森下竜一氏、小室一成氏、光山勝慶氏がディオバン論文を弁護
9月　桑島、日本心臓病学会総会会場（金沢市）で永井良三日本循環器学会代表理事（当時）にディオバン問題について情報提供（14日）

10月　日本医事新報で千葉大の佐藤泰憲氏、小室一成氏らが由井氏論文に反論（27日）
11月　東大の興梠貴英氏、山崎力氏がKHSサブ解析論文における電解質などの標準偏差に関する疑義を循環器学会に提出
12月　循環器学会調査委員会がKHS論文執筆者、ノバルティス社関係者から事情聴取（19日、21日）
　　　循環器学会からESCに報告（27日）
　　　Circulation JournalがKHSサブ解析論文撤回（28日）

【2013年】
2月　European Heart JournalがKHS主論文撤回（1日）
　　　循環器学会が京都府立医大にKHS調査要請（15日）
　　　松原氏が京都府立医大教授辞職（27日）
4月　桑島、日本医師会副会長と面談、ディオバン論文不正について情報提供（18日）
　　　週刊誌「フライデー」がJHSにも疑惑ありと報道（19日）
　　　慈恵医大が調査開始（23日）
5月　ノバルティス社、ホームページで社員関与認める（22日）
　　　日本医学会、日本医師会がディオバン問題で記者会見（24日、29日）
　　　厚労省がノバルティス社から事情聴取、事実関係の調査等について指導（27日）
7月　京都府立医大が記者会見でKHSに重大な不正があったと発表（11日）
　　　慈恵医大中間報告で血圧値データ操作認める（30日）
8月　厚労省調査委員会（高血圧症治療薬の臨床研究事案に関する検討委員会）第1回（9日）
9月　LancetがJHS論文撤回（7日）
　　　名古屋ハート研究に対する高木寿人氏らの懸念がHypertensionに掲載（9日）
　　　ディオバン問題で日本高血圧学会がHypertension Researchに声明（19日）

10月　厚労省調査委員会が中間報告（30日）
12月　滋賀医大、データ操作に疑義で謝罪会見（31日）
　　　名古屋大中間調査報告、恣意性なしと発表（13日）
　　　千葉大、現時点ではデータ改竄確認できずと発表（17日）

【2014年】
1月　厚労省がノバルティス社と同社社員を刑事告発、人物は特定せず（9日）
　　　Diabetes CareがSMART研究論文撤回（17日）
　　　J-CLEAR会員・谷明博医師が日本医事新報でVARTの血圧値に疑義（18日）
2月　東京地検特捜部がノバルティスファーマを家宅捜査（19日）
3月　厚労省調査委員会が報告書案を策定し終了（27日）
4月　千葉大が会見、一転VART研究の改竄疑いで論文取り下げ勧告（25日）
6月　ノバルティス社元社員・白橋伸雄氏逮捕（11日）
7月　白橋氏とノバルティス社が起訴される（1日）
　　　千葉大がVART研究で最終報告、あらためて論文取り下げを勧告（15日）
10月　Journal of Human HypertensionがVARTサブ論文撤回（9日）
12月　慈恵医大がJHSに関する最終調査報告発表（12日）

【2015年】
3月　東大がVART研究に関する調査結果発表（31日）
12月　白橋氏およびノバルティス社薬事法違反事件初公判（16日）

【2016年】
8月　日本高血圧学会がVART論文撤回を表明（15日）

▶厚生労働省医政局研究開発振興課：高血圧症治療薬の臨床研究事案に関する検討委員会 第5回（2014年3月27日）議事録
▶高血圧症治療薬の臨床研究事案に関する検討委員会：高血圧症治療薬の臨床研究事案を踏まえた対応及び再発防止策について（報告書）（2014年4月11日）
▶日本学術会議 科学研究における健全性の向上に関する検討委員会 臨床試験制度検討分科会：我が国の研究者主導臨床試験に係る問題点と今後の対応策（提言）（2014年3月27日）

【CASE-J関連】

▶Ogihara T, et al：Effects of candesartan compared with amlodipine in hypertensive patients with high cardiovascular risks：candesartan antihypertensive survival evaluation in Japan trial. Hypertension. 2008；51(2)：393-8.
▶Saruta T, et al：Effects of candesartan and amlodipine on cardiovascular events in hypertensive patients with chronic kidney disease：subanalysis of the CASE-J Study. Hypertens Res. 2009；32(6)：505-12.
▶Ogihara T, et al：Relationship between the achieved blood pressure and the incidence of cardiovascular events in Japanese hypertensive patients with complications：a sub-analysis of the CASE-J trial. Hypertens Res. 2009；32(4)：248-54.
▶Ueshima K, et al：Effects of cardiac complications on cardiovascular events in Japanese high-risk hypertensive patients：subanalysis of the CASE-J trial. Circ J. 2009；73(6)：1080-5.
▶Ueshima K, et al：Impact of left ventricular hypertrophy on the time-course of renal function in hypertensive patients－a subanalysis of the CASE-J trial. Circ J. 2010；74(10)：2132-8.
▶Nakao K, et al：Role of diabetes and obesity in outcomes of the candesartan antihypertensive survival evaluation in Japan (CASE-J) trial. Hypertens Res, 2010；33(6)：600-6.
▶Yasuno S, et al：Is pulse pressure a predictor of new-onset diabetes in high-risk hypertensive patients?：a subanalysis of the Candesartan Antihypertensive Survival Evaluation in Japan (CASE-J) trial. Diabetes Care. 2010. 33(5)：1122-7.

【VALUE関連】

▶Julius S, et al：Outcomes in hypertensive patients at high cardiovascular risk treated with regimens based on valsartan or amlodipine：the VALUE randomised trial. Lancet. 2004；363(9426)：2022-31.
▶Julius S, et al：The Valsartan Antihypertensive Long-Term Use Evaluation (VALUE) trial：outcomes in patients receiving monotherapy. Hypertension. 2006；48(3)：385-91.

【名古屋ハート研究関係】

▶Muramatsu T, et al:Comparison between valsartan and amlodipine regarding cardiovascular morbidity and mortality in hypertensive patients with glucose intolerance:NAGOYA HEART Study. Hypertension. 2012;59 (3) :580-6.

▶Matsushita K, et al:Rationale and design of the NAGOYA HEART Study:comparison between valsartan and amlodipine regarding morbidity and mortality in patients with hypertension and glucose intolerance. J Cardiol. 2010;56 (1) :111-7.

(疑義を呈した論文)

▶Takagi H, Umemoto T and All-Literature Investigation of Cardiovascular Evidence Group:Concerns for the heart failure reduction in the NAGOYA HEART Study based on meta-regression from the evidence. Hypertension. 2013;62 (5) :e31-2.

(調査報告書)

▶名古屋大学公正研究委員会:NAGOYA HEART Studyに係る問題についての最終調査報告(2014年12月16日)

【ディオバン関連臨床試験を評価した論文】

▶Morishita R:How to evaluate real-world medicine in a Japanese population:important lessons from the JIKEI, CASE-J, KYOTO and VART studies. Hypertens Res. 2011;34 (1) :33-5.

▶Verdecchia P, et al:Angiotensin receptor blockers in hypertension. New insights from Japan. Hypertens Res. 2010;33 (5) :394-7.

▶堀内正嗣, 森下竜一, 小室一成, 光山勝慶:座談会 日本人高血圧患者におけるARBバルサルタンのエビデンスを再確認する. Pharma medica. 2012;30 (7) :92-7.

▶島田和幸:押さえておきたいトライアル JIKEI HEART Study. 日経メディカル2012. summer号:140-1.

【厚生労働省/日本学術会議資料】

▶厚生労働省医政局研究開発振興課:高血圧症治療薬の臨床研究事案に関する検討委員会 第1回(2013年8月9日)議事録

▶厚生労働省医政局研究開発振興課:高血圧症治療薬の臨床研究事案に関する検討委員会 第2回(2013年9月2日)議事録

▶厚生労働省医政局研究開発振興課:高血圧症治療薬の臨床研究事案に関する検討委員会 第3回(2013年9月30日)議事録

▶厚生労働省医政局研究開発振興課:高血圧症治療薬の臨床研究事案に関する検討委員会 第4回(2013年12月25日)議事録

（疑義を呈した論文）

▶桑島巌：EBMに基づいた降圧薬の選択—最近の大規模臨床試験とその適正評価．日本医事新報．2008;4397:61-8.

▶Yui Y:Concerns about the Jikei Heart Study. Lancet. 2012;379 (9824) :e48.

【VART研究関係】

▶Narumi H, et al on behalf of VART investigators:Effects of valsartan and amlodipine on cardiorenal protection in Japanese hypertensive patients:the Valsartan Amlodipine Randomized Trial. Hypertens Res. 2011;34 (1) :62-9.【撤回】

▶Takano H, et al:Effects of valsartan and amlodipine on home blood pressure and cardiovascular events in Japanese hypertensive patients:a subanalysis of the VART. J Hum Hypertens. 2012;26 (11) :656-63.【撤回】

▶Nakayama K, et al:Valsartan Amlodipine Randomized Trial (VART) :design, methods, and preliminary results. Hypertens Res. 2008;31 (1) :21-8.

（疑義と反論）

▶由井芳樹：Valsartanを用いた日本の高血圧臨床試験の血圧値に関する統計学的懸念．日本医事新報．2012;4595:26-31.

▶佐藤泰憲，高野博之，小室一成：高血圧臨床試験の血圧データに関する統計学的考察—VARTを事例として．日本医事新報．2012;4618:23-9.

▶谷明博：VART試験の血圧値に意図的操作はなかったか．日本医事新報．2014;4682:13-8.

▶由井芳樹：特別企画「ディオバン事件—問題点と教訓を考える」第一部インタビュー．日本医事新報．2016;4808:28-31.

【SMART研究関係】

▶Shiga Microalbuminuria Reduction Trial (SMART) Group, et al:Reduction of microalbuminuria in patients with type 2 diabetes. Diabetes Care. 2007;30 (6) :1581-3.

▶Shiga Microalbuminuria Reduction Trial (SMART) Group, et al:Impact of renin-angiotensin system inhibition on microalbuminuria in type 2 diabetes:a post hoc analysis of the SMART. Hypertens Res. 2008;31 (6) :1171-6.

（疑義を呈した論文）

▶桑島巌：単純ミスか，恣意的操作か—SMART研究のデータ不一致について．日本医事新報．2013;4676:41-4.

（調査報告書）

▶滋賀医科大学：臨床研究「SMART」に関する調査報告（2013年12月19日）

（撤回された松原氏の主な基礎論文）

▶Angiotensin II type 2 receptor inhibits epidermal growth factor receptor transactivation by increasing association of SHP-1 tyrosine phosphatase. Hypertension. 2001;38(3):367-72.【撤回】

▶Enhancement of ischemia-induced angiogenesis by eNOS overexpression. Hypertension. 2003;41(1):156-62.【撤回】

▶Angiogenesis by implantation of peripheral blood mononuclear cells and platelets into ischemic limbs. Circulation. 2002;106(15):2019-25.【撤回】

▶Aldosterone directly induces myocyte apoptosis through calcineurin-dependent pathways. Circulation. 2004;110(3):317-23.【撤回】

▶Angiotensin AT(1) and AT(2) receptors differentially regulate angiopoietin-2 and vascular endothelial growth factor expression and angiogenesis by modulating heparin binding-epidermal growth factor(EGF)-mediated EGF receptor transactivation. Circ Res. 2001;88(1):22-9.【撤回】

【慈恵ハート研究関係】

（主論文）

▶Mochizuki S, et al for the Jikei Heart Study group:Valsartan in a Japanese population with hypertension and other cardiovascular disease(Jikei Heart Study):a randomised, open-label, blinded endpoint morbidity-mortality study. Lancet. 2007;369(9571):1431-9.【撤回】

（デザイン論文）

▶Mochizuki S, et al:JIKEI HEART Study—a morbi-mortality and remodeling study with valsartan in Japanese patients with hypertension and cardiovascular disease. Cardiovasc Drugs Ther. 2004;18(4):305-9.

（撤回声明）

▶Retraction-Valsartan in a Japanese population with hypertension and other cardiovascular disease(Jikei Heart Study):a randomised, open-label, blinded endpoint morbidity-mortality study. Lancet. 2013;382(9895):843.

（調査報告書）

▶東京慈恵会医科大学Jikei Heart Study調査委員会:臨床試験『Jikei Heart Study』に関する調査委員会最終報告書(2014年12月12日)

（広告特集）

▶ノバルティスファーマ提供特別広報版「日本人初のARBのエビデンス— Jikei Heart Study」(日経メディカル2007年6月号)

hypertensive patients with coronary artery disease (from the Kyoto Heart Study). Am J Cardiol. 2012;109 (9) :1308-14.

▶Sawada T, et al:Combination effect of calcium channel blocker and valsartan on cardiovascular event prevention in patients with high-risk hypertension:ancillary results of the KYOTO HEART Study. Clin Exp Hypertens. 2012;34 (2) :153-9.

（撤回声明）

▶Retraction of:Effects of valsartan on morbidity and mortality in uncontrolled hypertensive patients with high cardiovascular risks:KYOTO HEART Study [Eur Heart J (2009) 30:2461–9]

▶Shimokawa H:Retraction. Enhanced cardiovascular protective effects of valsartan in high-risk hypertensive patients with left ventricular hypertrophy:sub-analysis of the KYOTO HEART Study. Circ J. 2013;77 (2) :552b.

▶Shimokawa H:Retraction. Effects of valsartan on cardiovascular morbidity and mortality in high-risk hypertensive patients with new-onset diabetes mellitus:sub-analysis of the KYOTO HEART Study. Circ J. 2013;77 (2) :552a.

（疑問を呈した論文）

▶Kuwajima I:Magic ARB, or magic trial?. Hypertens Res. 2010 ;33 (5) :414-5.

▶Kuwajima I:The Appropriate Interpretation of Recent Clinical Trials－How to Read RCT in the Era of Advertizing-based Medicine. J Korean Soc Hypertens. 2011;17 (1) : 1-9.

▶Strauss MH, Hall AS:Letters to the Editor:Effects of valsartan on morbidity and mortality in uncontrolled hypertensive patients with high cardiovascular risks:KYOTO HEART Study. Eur Heart J. 2010;31 (2) :261-2.

▶Messerli FH, et al:Angiotensin receptor blockers:baseline therapy in hypertension?. Eur Heart J. 2009;30 (20) :2427-30.

▶由井芳樹：日本で行われたバルサルタン臨床試験の統計的異質性．月刊循環器．2012;2 (11) : 91-5.

▶由井芳樹：Kyoto Heart Study, Jikei Heart Studyに関する調査委員会報告書を読んで．日本医事新報．2013;4660:14-8.

▶桑島巖：KYOTO HEART Study論文撤回に関して（緊急寄稿）．日本医事新報．2013;4638: 30-1.　ほか

（調査報告書）

▶京都府立医科大学：「Kyoto Heart Study」臨床研究に係る調査報告（2013年7月11日）

参考文献

【京都ハート研究関係】

（主論文）

▶Sawada T, et al for the KYOTO HEART Study group：Effects of valsartan on morbidity and mortality in uncontrolled hypertensive patients with high cardiovascular risks：KYOTO HEART study. Eur Heart J. 2009；30（20）：2461-9.【撤回】

（デザイン論文）

▶Sawada T, et al：Rationale and design of the KYOTO HEART Study：effects of valsartan on morbidity and mortality in uncontrolled hypertensive patients with high risk of cardiovascular events. J Hum Hypertens. 2009；23（3）：188-95.

（サブ解析論文および補助論文）

▶Shiraishi J, et al：Enhanced cardiovascular protective effects of valsartan in high-risk hypertensive patients with left ventricular hypertrophy-sub-analysis of the KYOTO HEART Study. Circ J. 2011；75（4）：806-14.【撤回】

▶Shiraishi J, et al：Cardio-cerebrovascular protective effects of valsartan in high-risk hypertensive patients with coronary artery disease（from the Kyoto Heart Study）. Am J Cardiol. 2012；109（9）：1308-14.【撤回】

▶Kimura S, et al for the KYOTO HEART Study group：Effects of valsartan on cardiovascular morbidity and mortality in high-risk hypertensive patients with new-onset diabetes mellitus：sub-analysis of the KYOTO HEART Study. Circ J. 2012.【撤回】

▶Irie H, et al for the KYOTO HEART Study Group：Cardio-cerebrovascular protective effects of valsartan in high-risk hypertensive patients with overweight/obesity：A post-hoc analysis of the KYOTO HEART Study. Int J Cardiol. 2012.【撤回】

▶Amano K, et al：Enhanced cardio-renal protective effects of valsartan in high-risk hypertensive patients with chronic kidney disease：A sub-analysis of KYOTO HEART Study. Int J Cardiol. 2012.【撤回】

▶Sawada T, et al：Combination effect of calcium channel blocker and valsartan on cardiovascular event prevention in patients with high-risk hypertension：ancillary results of the KYOTO HEART Study. Clin Exp Hypertens. 2012；34（2）：153-9.

（薬事法違反の疑いがあるとされたサブ解析論文）

▶Shiraishi J, et al：Cardio-cerebrovascular protective effects of valsartan in high-risk

おわりに

ディオバン事件は、私が長年専門としてきた高血圧治療薬の領域で発生した不正事件である。刑事告発、裁判という前代未聞の事態にまで進展した今回の事件は、医療界にとって痛恨の出来事ではあったが、今後の日本の臨床研究を真に患者の利益を最優先としたものにするためには、この事件を決して風化させてはならないという一念で本書の執筆を思い立った。

事件に関係した医師については、本事件を報じている医療系メディアで実名が挙がっていることから、本書でも実名を記載させていただいた。また裁判記事に関しては、医薬経済社の「ＲＩＳＦＡＸ」やエムスリーの「m3.com」の記事などを参考にしつつ、自分の傍聴メモをもとに可能な限り記載に誤りがないように心がけたつもりである。執筆にあたって、傍聴記録を確認させていただいた医薬経済社の今岡洋史氏、エムスリーの高橋直純氏をはじめ多くの記者の方々、多くの医療関係者の方々にご協力をいただいた。この場を借りてお礼を申し上げたい。

上梓にあたり多大な努力をしていただいた日本医事新報社、情報収集にご協力をいただいた同社記者にもささやかながら感謝の意を表したい。

本書が今後の日本の臨床研究の適正な発展に貢献できれば望外の喜びである。

２０１６年８月

桑島　巖

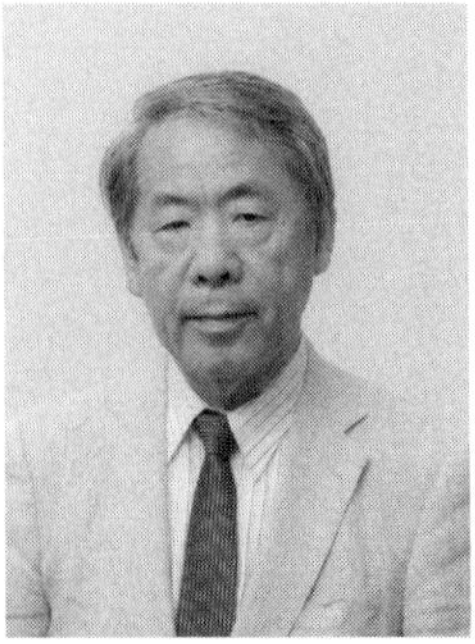

桑島　巌 *Iwao Kuwajima*

特定非営利活動法人臨床研究適正評価教育機構理事長
東京都健康長寿医療センター顧問
東京医科大学兼任教授

【略歴】

1971年	岩手医科大学医学部卒業
1973年	東京都養育院附属病院循環器科勤務
1980年～1982年	米国ニューオリンズオクスナー研究所留学
1988年	東京都老人医療センター（旧養育院附属病院）循環器科医長
2003年	東京都老人医療センター内科部長
	東京医科大学客員教授兼任
2005年	東京都老人医療センター副院長
2009年	組織改正により地方独立行政法人 東京都健康長寿医療センター副院長
	臨床研究適正評価教育機構（J-CLEAR）理事長
2012年	東京都健康長寿医療センター顧問、東京医科大学兼任教授

【専門】

高齢者高血圧、EBM、血圧日内変動、高血圧性心疾患

赤い罠　ディオバン臨床研究不正事件

定価（本体2,000円＋税）
2016年　9月28日　第1版
2016年 10月27日　第1版2刷

著　者　桑島　巖
発行者　梅澤俊彦
発行所　日本医事新報社
www.jmedj.co.jp
〒101-8718　東京都千代田区神田駿河台2-9
電話　03-3292-1555（編集・販売）
振替口座　00100-3-25171
印　刷　日経印刷株式会社
デザイン　大矢高子

ISBN978-4-7849-4447-7　C3047　2000E